樂齡族

力量訓練的第一本書

STRENGTH TRAINING FOR

SENIORS

從零開始，十二週打造延齡慢老全身心

控制三高、血糖、體重，
讓你活動自如不跌倒、情緒穩定、日日好眠

PAIGE WAEHNER

佩姬‧威納————著 徐國峰————譯

INCREASE YOUR BALANCE, STABILITY,
AND STAMINA TO REWIND THE AGING PROCESS

導讀

為了成為獨立、健康的
「樂齡族」，你願意做什麼？

文／徐國峰（KFCS 書系主編）

　　衛生福利部〈長期照顧十年計畫 2.0〉中的統計資料顯示：我國在二〇二六年左右會進入「超高齡社會」，平均每 5 個人之中就有一位是六十五歲以上的老年人（預估會有 472.5 萬人）[1]；其中無法自主生活，需要他人照顧者將達到 62 萬多人，也就是每 10 位樂齡族就有 1.3 位需要他人照顧才能正常生活，不但對家人造成身心與經濟的負擔，自己的人生下半場也將失去大部分的自由與樂趣。

　　另一項二〇一九年的統計數據也值得大家警醒：國人臨終前平均病痛「8.5 年」，年長女性更長達「9.4 年」[2]。表示部分樂齡族人生最終的八到九年一點都不快樂，只能被病痛折磨，甚至不良於行，在床上躺了好幾年後才過世。

　　沒有人想要人生最後一程是這樣走的。想長壽，補充保健品和找醫生的確會有幫助，但那無法保證你在變老的過程中能維持健康和快樂；想要落實「樂齡」，想要增加自己或父母的「健康平均餘命」，就不能等退休或是健康亮起紅燈了才來保養身體，中壯年時期就應該要超前部署。

　　「樂齡」意指年齡漸長的同時，也延長了快樂的人生。因此，如何增加「健康平

---

1 資料來源：衛生福利部〈長照十年計畫 2.0〉，取自 https://ltc.mmc.edu.tw/ImgMmcEdu/20160803083657.pdf
2 資料來源：由行政院主計總處所做的「國情統計通報」（第 242 號）

均餘命」[3]並落實「樂齡」，是現代人過了中年後就要特別關心的問題，我們也該協助父母開始注意。

治病是被動 vs. 訓練是主動

每個人都想維持身體健康，為了達到這個目的，大多數人都是等到身體出問題後再去找醫生，請醫生協助找出病因→加以治療→恢復到原本健康的狀態（這相當被動）。這在年輕時可能適用，但隨著年紀增長，有些毛病發生後很難再回到病前的狀態，身體可能就此走下坡。

當代醫師的工作，已經逐漸從治病再更往前一步到預防。我曾聽聞醫師與患有慢性疾病的中高齡長者問診時，不只問是否有定時吃藥，也會了解每日活動量與運動內容。醫師開立的不僅是「藥物處方」，也會給予個人化的「運動處方」。

不論是醫師或病人，都已認清運動是控制慢性病與提升身體功能的關鍵元素。但樂齡族如何能在需要看醫生前就先預防慢性病、預防快速老化、減少臨終前的病痛時間呢？

各方專家會給出許多不同的答案，但歸納下來不外乎：均衡與清淡的飲食、充足的睡眠，以及規律的「運動」或「訓練」。

「運動」跟「訓練」的差別在於，前者對身體的壓力與刺激較小，像散步或跳舞。不少人會把「散步」當作運動，但散步的強度不足以維持肌肉量。道理很簡單，肌肉量的多寡跟你平常給它的刺激相當，當你平常的運動需要很多肌肉參與，也給它很大的刺激，當肌肉知道主人很需要它，就會自動增加。反之如果平常只是走路，就算每天走 2 小時，動用的肌肉少、強度也很低，雖然可以消耗很多能量（預防過胖），卻不見得能維持肌肉量和增加骨質密度。**因為這類運動沒有足夠的刺激，所以身體會認**

---

3 意指身體健康不需依賴他人的平均期望存活年數。

為不需要太強壯，自然愈來愈退化，體能、肌肉量、力量與活動度會降到只適合散步所需，只能散步的身體是無法應付突發狀況的。

有在開車的人知道，有些車非常耐開，二十年以上還是很少毛病、馬力十足。但如果老車放在車庫一段時間不開、或是沒有定期保養，再好的車子也很容易出問題，甚至無法發動，再不保養和開動，最終可能就永遠也發不動了。

同理，樂齡族若想保持健康與活動力，應在身體還健康能動的情況下「主動」進行「訓練」與「保養」，在安全的範圍內給身體足夠的刺激，規律訓練後不只能睡得更安穩，有些人的飲食也會跟著變得比較清淡。睡得好，吃得清淡營養，又能規律訓練，身體自然能長保健康。

但究竟要如何開始訓練？這本《樂齡族力量訓練的第一本書》，正是為樂齡族量身規畫的訓練入門指南。

何謂「力量訓練」？

目前台灣的各種訓練、健身、健美相關書籍與網路上的文章，大都把「Strength Training」一詞譯為「肌力訓練」。然而，「Strength」不只包含「肌力（肌肉的力量）」，也涉及身體的神經系統、彈性系統、筋膜系統、關節活動度等其他組織。所以將「Strength Training」理解成「力量訓練」較佳。

力量訓練的目的是使「力量」變強，但這是什麼意思？

首先，我們要了解「力量變強」跟「肌力變強」是不一樣的，肌力訓練的最終目標可分為四大類，分別是提高最大肌力（只能舉起一次的重量大小）、增加爆發力（另一種說法是使你肌肉收縮速度變更快）、讓你的肌肉變壯（肌肥大），以及增加肌耐力（使你的肌肉在相同阻力下反覆收縮的次數變多）。後三類都跟第一類——最大肌力密切相關，當最大肌力變大後，後面三種能力通常也會跟著提升。

「肌力訓練」的效果很容易量化，所以成為討論與訓練的重點，但「力量訓練」很難量化，因此容易被忽視。相對於「肌力」來說，「力量」是比較高層的、複合型的能力。比如說，有些健身愛好者，有很強壯的大腿和小腿，下肢肌力很強，看起來

肌肉很有力，但跑起步來卻反而使不出力量，或很容易抽筋，力量反而不如那些肌肉量與肌力都比較小的跑者，為什麼呢？

原因有很多，例如有可能是因為關節活動度不夠，造成動作卡住了，所以稍微跑快一點就會讓肌肉變得很緊繃；也有可能是肌肉收縮力量很強，卻各自為政，無法轉化成一起對地用力的支撐力量，簡單來說就是落地時「撐不住」或「撐不久」；有些人則是肌肉在伸長時無法適時放鬆，一直處在過度縮短的狀態（平時看起來是一大塊肌肉，會有很強壯的感覺），無法適時伸長與放鬆的肌肉，雖然可能某些動作會展現出很強大的肌力，但力量卻無法在日常運動中發揮。

所以，「肌力強」≠「力量強」。

肌肉的強弱只是力量訓練的元素之一，還有柔軟度、平衡感、筋膜的品質、關節的活動空間、肌腱與韌帶的強度等都會影響力量的發揮。這正是本書取名「力量訓練」而非「肌力訓練」的原因。本書強調的是：**「強化與整合身體各部力量組織的訓練，它需要上述各項元素的參與及整合」**，這也是 KFCS 書系在選擇訓練書時的重要原則。

一開始愈簡單愈好

許多樂齡族都知道運動的重要，但碰到的最大障礙是「不知怎麼開始訓練」，以及「該如何練」才能獲得訓練的好處。作者佩姬・威納（Paige Waehner）所寫的這本書，就是在回應這兩個問題。

打開本書，第一章首先帶我們快速認識「阻力訓練」，包括我們常聽到的「重量訓練」（重訓）與各種不是在身體上增加重量的訓練，它不是重訓，但仍在阻力訓練的範疇，像是拉長彈力帶、甩動戰繩、推雪橇、拖車輪等。其實我們日常生活中也有很多能夠感覺到「阻力」的機會，像是提著購物袋逛街、揹背包行走或爬山、拖地時提水桶、把大包裹抱進屋內等。

書中第二章有許多針對樂齡族設計的重訓動作，重訓不只有增肌的效果，還有助於減重、減緩關節發炎、降低血壓、穩定血糖、增加骨質密度與「感覺愉悅」的荷爾蒙、改善睡眠與新陳代謝、活化大腦等各種功能，這些效果對年長者來說都很重要。

動作太多、動作太難或課表太複雜，是樂齡朋友打退堂鼓的主因之一。作者有考慮到這種情況，因此課表從每次訓練前都要做的動態「熱身」以及訓練後要做的「伸展」動作開始（第七章），如果對主課表感到壓力，先做熱身課表也會有效果。主課表的頭兩週是簡單易執行的全身力量訓練（第八到第十章），接著是一週三次、把下肢、核心與上肢分開練的課表（第十一與十二章），最後兩週又回到整合全身力量的訓練動作（第十三章）。

目前市面上有些給年長者的訓練書的動作都太難了，勉強只會有反效果。作者由於經驗豐富，在熱身、收操與十二週的主課表中，為年長者總共設計了 121 個動作，難度低、變化性十足，很容易持續練下去。而且這套課表的動作由易到難、由簡至繁，每兩週調整一次，阻力與動作難度逐步增加，後面幾週的新動作，大都需要用到前面學到的動作，一層一層地進階上去，練起來其實相當有意思。

剛開始訓練時，動作愈簡單愈好、分量愈少愈好，最好練完時感覺是舒服的，那心裡自然就會比較想要再練下一次，此時就比較不必動用意志力強迫自己訓練。從課表的安排上，作者似乎深知此理。

預防跌倒，需要訓練

除了慢性病造成的失能，「跌倒」也是阻礙年長者無法成為樂齡族的主要原因之一。上了年紀後，只要跌倒骨折了，因為復原變慢，身體會有很長時間無法運動和訓練，此時體能就會快速走下坡，活動力大幅下滑，結果即使身體復原後，也很容易二次跌倒，進入惡性循環。

二〇一八年衛生福利部的資料顯示，當年六十五歲以上因事故傷害死亡的第一位為交通事故（每 10 萬人有 34.7 人），第二位就是跌倒（每 10 萬人有 25.7 人）。根據二〇一七年國民健康署「國民健康訪問調查」，六十五歲以上的樂齡朋友，每 6 位就有 1 位曾在過去一年中跌倒。

跌倒的主因之一是「肌少症」造成的。這個問題其實很好解決，只要能從事適當的力量訓練，就能避免肌肉流失、增加肌肉量與骨質密度。大家要知道，肌肉不只有

助於移動，它也是保護骨骼的重要組織（如同盔甲），如果肌肉量夠多，就算不幸跌倒了，也能大幅降低骨折發生的機率。

　　我的一位女性朋友，之前因為車禍被機車壓到閉鎖性骨裂，但她丈夫平時有做訓練，被同樣的重量壓到卻沒事。醫生看了 X 光片後發現太太被重物壓到後就骨裂，是因為骨質密度較低，有骨質疏鬆症。因此，在坐了一個月輪椅讓骨裂復原後，她跟著丈夫做了一個月重量訓練。兩個月後她回診照 X 光片，醫生發現片子上的白色影像更緊密，代表骨質密度恢復正常了，醫生也感到相當訝異。

防跌不只需要肌力，還需要平衡感、活動度與良好的姿勢

　　在這十二週的訓練計畫中，除了增加肌肉力量，還特別強調肌耐力、平衡與柔軟度的訓練。其中包含四種不同類型的課表（第六章中會有簡短說明），包括為身體做好訓練前準備的「動態熱身課表」、為了維持日常活動能力所需的「肌力課表」、為了提高活動度和穩定度的「核心與平衡訓練課表」，以及為了放鬆與改善身體活動範圍的「柔軟度課表」。

　　我認為作者之所以這樣設計課表，是因為她了解維持行動力與預防跌倒，不只需要足夠的肌肉力量，還需要有良好的「平衡感」與「活動度」，所以課表中有相當多單腳的平衡訓練，也設計了許多打開關節活動空間的動作。

　　第四章會說明開始訓練前有哪些事情需要預做準備，包括要先徵詢醫生哪些意見？如何挑選恰當的服裝和運動鞋？要先準備哪些運動器材？負重有哪些選擇？

　　第五章則列舉了一些基本且重要的訓練指南，主要是幫助樂齡朋友對「訓練」有更多的認識，例如重訓時「維持良好姿勢」遠比重量多少或做幾下還要重要得多。至於每個訓練動作的良好姿勢為何？這在課表中都有圖片與文字詳細解說。

　　在練完這十二週的課表後，作者在全書最後的第十四章簡述了一些訓練原則，讓樂齡朋友知道該如何增加負重、如何進階和持續訓練下去。

想動與「享」動

　　我們都知道「要活就要動」這個道理，但很多人感覺身體「無力」運動；其實很多人年紀大了之後，動得愈來愈少，大都不是從身體失能開始，而是因為「無心」，也就是內在動力不足。作者在第三章特別強調動機的重要性（像我在前面提到的女性朋友），並分享持續訓練的內在與外在動機有哪些？知道有哪些動機，並把注意力放在這些正向的動機上面，才能維持訓練的動力。其中最關鍵的一點是破除「訓練一定要吃苦」的迷思。

　　很多人以為運動與訓練要辛苦才有效，但作者不那麼認為，道理很簡單：如果每次的運動過程都很枯燥、很無趣、很辛苦，那訓練的動力一定會很低。動得正確，練得舒服，感覺不太累，練習完的身心都是愉快的，才是持續下去的關鍵。

　　作者在書中提及「自主訓練的動機時常始於『行動』，而非欲望。」所以我建議樂齡朋友可以從第七章的熱身開始，當你開始動起來，身心好像熱機了一樣，自然會愈動愈想動。除了想動，「享動」也很重要。不要給自己太多壓力、訓練量和強度都不要太高，剛開始時最好在舒適圈的範圍內進行，讓身心覺得訓練是一種享受，之後才會打從心底繼續「想動」下去。

　　我們都不希望自己或家人因為生病或跌倒，而失去獨立打理生活的能力，需要被他人照顧。

　　然而，為了盡可能地保持健康與獨立生活的能力直到臨終前，你願意開始主動做些什麼？或是你願意為你的父母做些什麼，讓他／她們能保有健康與自主行動力，成為樂齡一族呢？

　　你可以多吃保健食品、選購高級床墊、添購多功能按摩椅……，這些當然有其效果，但更有效且省錢的方式是：**規律進行一些比較有強度的訓練。**如果你不知道如何自己（或幫助父母）開始，《樂齡族力量訓練的第一本書》會給你最好的解答。

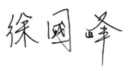

目次

引言
力量訓練對年長者的重要性

　　為了造訪青春之泉，你願意做什麼？幾個世紀以來，人們不斷在尋找返老還童的祕密。早在公元前四世紀，就有河水能讓人回復青春的故事在流傳，其中最有名的故事主角是西班牙探險家龐塞·德萊昂（Ponce de León），傳說他在一五一三年登陸佛羅里達實際上是為了尋找「青春之泉」。

　　雖然歷史學家現在聲稱那不是他那段探險的真正原因，然而經過了這麼多年，還是有許多人相信這種可以恢復青春的神奇之水是存在的。

　　不過當世界的每個角落都被人類探索過之後，我們知道真正的青春之泉並不存在（至少我們大多數人是這麼認為的），但這並不意味著我們無法延長壽命，以及在變老的同時提高生活品質。

　　事實上，有一種方法可以防止我們從外表到身體細胞迅速老化，這個方法就是：力量訓練。

　　人類老化過程是由基因決定的，我們無法阻止它，但除了基因之外，還有許多其他因素會影響我們的老化方式，例如營養、壓力、吸菸、運動和訓練。

　　專注在這些你可以控制的事情上，特別是力量訓練，最終你的生理年齡可能會比你的實際歲數年輕很多。這不只意味著可以活得更久，而且還能活得更有品質，有健康的身體能好好享受樂齡生活。

　　不論你已經開始相關訓練，還是有一段時間沒運動了，這本書會確切地告訴你該做些什麼才能練就精實的肌肉，使你能維持力量和耐力。如果你想要避免受傷、預防跌倒與享受樂齡生活的話，你也需要在一些重要的能力上努力，像是：平衡感、核心

力量和穩定度。

好消息是：從現在開始永遠不嫌晚！雖然要定義「樂齡朋友」這個群體是複雜的，但專家學者普遍界定從戰後嬰兒潮開始，也就是一九六四年出生，一直到百歲以上的長者都算是「樂齡族」。

然而，不論你的年紀有多大，也不論你當前的體適能如何，只要開始練，每個人都能變得比現在更強健。從過去的研究中可以證實，只要樂齡朋友開始從事重量訓練，就可以避免因年紀增長而造成的肌少症，因為足夠的肌肉是我們構成強健身體、獨立行動以及避免受傷的關鍵，所以透過重訓維持肌肉量十分重要。

開始力量訓練之後，你的生活會變得更輕鬆。比如說，你可以更輕鬆地追著兒孫跑、提著採買的物品、上下車、打掃和打理家務，力量訓練不只會讓你身體變強，還能建立自信心，幫助你對抗焦慮和沮喪，並維持心理健康。

我是因為祖母的緣故才會對樂齡朋友的訓練感到興趣。我的祖母在八十多歲時，仍然可以在當地的 YMCA 從事水中有氧和騎飛輪。但不知何時，她因為某事停止訓練之後，不到一年，就無法再獨立行走，只能靠助行器移動。沒過多久，她又不小心跌倒，造成髖部骨折，接著才幾個月的時間，就在她八十九歲時離我們而去。

當然，她已經有過一段美好的人生，但這件事使我更深刻地體認到只要多一點力量就能多走更長的路。只要持續規律訓練，她就能享有更健康、更快樂的生活，日常活動也將更加獨立，不用倚靠其他人，而且衰老的速度可能也不會那麼快，我們能有更多的相處時間。

重量訓練幫助我度過許多生活難關，以日常生活來說，像是淹水期間不得不將地下室的水往外舀，或是從四次不同的背部手術中恢復過來，都是靠平時重量訓練所積累的實力。它在很多方面給我協助，我希望你也能獲得這樣的幫助。這是你人生的壯年期，它可以是你人生最豐富的時間，所以讓我們盡可能地使這段人生變得更好！

打開這本書，你就開始通往新的、更強壯的身體道路。我向你保證，這是一份有科學依據的十二週訓練計畫，我將一步步地引導你完成，幫助你逐步安全地增強力量、增加肌肉、訓練平衡感與穩定度等。我等不及要跟你分享了。

第 1 章
阻力訓練的基礎知識

透過推動或舉起重量（阻力）進行訓練的阻力訓練（resistance training）已經存在很久的時間了，大約跟人類文明出現的時間一樣久。事實上，當我們回溯到古羅馬和希臘時代的奧運賽事，你會發現早期的競技項目很強調力量、爆發力和速度，像是擲鏈球、鉛球與鐵餅比賽。

隨著時代的演變，為了符合現代需求，阻力訓練的方式和器材也在不斷地改變，以器材為例，我們現代常用的啞鈴、槓鈴、舉重機等都是過去沒有的。

我們對阻力訓練的理解也在不斷更新。雖然過去主要是像阿諾・史瓦辛格（Arnold Schwarzenegger）這樣的健美運動員才會去練重訓（重量訓練），但現在我們都知道，任何人都可以從重訓中受益，尤其是老年人。

專家們透過各種研究發現，如果我們使用足夠的重量，並練到一定的反覆次數和組數後，我們就可以練到肌肉和力量。

而且不只是對肌肉有幫助，我們也知道，阻力訓練可以幫助強化骨骼，這不論對誰來說都是一大好處，特別是那些患有骨質疏鬆症的人，這項效果尤其顯著。

如果我沒有骨質疏鬆症，身體也很健康，重訓的重要性何在呢？

想想我們每天的日常活動，從坐著到站立，是我們許多人一整天都在做的動作，這單項動作就涉及多種肌肉參與：

位於大腿前側的股四頭肌需要用力收縮，才能克服重力站起來。在這個動作中，股四頭肌並不是唯一參與的肌群，像是你需要核心肌肉讓你保持平衡，而你的腳掌、腳踝和小腿肌肉必須同時使力才行。

想想看你一天要從椅子上站起來幾次，光是「從坐到站」這項簡單的動作，幾乎所有重要的肌群都參與了。

如果你能讓這些參與的肌群變強壯，這個動作就會變輕鬆。單單這個理由，我們就可以了解為何重訓有助於改善日常生活。

阻力訓練有一些基本原則可以幫助你了解它的成效，以及如何針對你的需求和目標來設計課表。

a. 訓練動作：關於阻力訓練要知道的第一件事是，我們想要訓練身體中所有的主要肌群。事實上，你在訓練計畫的前幾個星期，要做的正是這件事，這些肌群包括：

i. 胸部：這個部位是人體上半身最大的肌群所在，它們主要負責的是「推」的動作，像是推開一扇門。胸肌的訓練動作不多，最重要的幾項動作包括伏地挺身（push-up）、胸推（chest press）和飛鳥（chest fly）。

ii. 背部：這裡包括廣大而強壯的後背肌群，尤其是兩側的背闊肌（latissimus dorsi）。這些肌肉主要是用來將物體往你的方向「拉」，所以訓練背部的動作會模仿拉的動作，例如啞鈴划船（dumbbell row）和反式飛鳥（reverse fly）。我們會特別關心「下背」，這個區域經常因為坐得太久而感到僵硬和痠痛。

iii. 肩膀：每一個舉物「過頭」或是像「拉」安全帶的動作都需要肩膀參與。針對這些肌肉的訓練包括過頭推（overhead press）、側平舉（lateral raise）和直立划船（upright row）。

iv. 二頭肌：想像一下，你剛採買完，提著一堆物品往門口走，此時你的二頭肌負責了大部分的工作。之後的課表中，你將進行各種訓練來強化手臂的耐力和力量，包括肱二頭肌彎舉（biceps curls）以及單臂集中彎舉（concentration curls）。

v. 三頭肌：手臂後方的那塊肌肉，它由三塊肌肉所組成，所以稱為三頭

肌，當我們伸直手臂時就會需要它。我們在訓練計畫中安排了俯姿後推（kickback）與肱三頭肌屈伸（triceps extension）的動作，使它們在日常生活中更強壯。

vi. 核心：很多人以為「核心肌群」只涉及腹部肌肉，但它實際上包括整個軀幹，包括你的腹肌、下背部和骨盆區域。你須將核心視為動力發源地，以及所有基本動作的源頭；當然，它還要負責保護你的脊椎。隨後你將進行各種訓練動作，使你的核心能在日常活動中保持精實與強健。

vii. 下半身：這是你身體的基礎，包括你的髖部、臀部、大腿、小腿和腳掌，無論你是走到信箱取信或是上下車，你大部分的力量都來自於此。如果你將下半身的訓練動作和平衡感的訓練納入訓練計畫中，你的基礎將非常穩固，那就很少有你做不到的動作了。

b. **阻力的類型**：關於阻力訓練，接下來要討論的是用什麼當作阻力來挑戰你的肌肉，給它們刺激，讓它們能因此變得更強壯。「阻力」可以是你自身的體重，前幾週的訓練我們會以自體重量為主。之後才會加入其他阻力或負重，它們可以是各種形式的，包括：

i. 啞鈴——手持負重是很基礎的力量訓練方式。它們用途廣泛，也不用花費太多錢，你可以將啞鈴用於各種練習中。在這份訓練計畫中，你將學會如何找到適合自己的重量，以及如何在不同的訓練動作中使用啞鈴來訓練。

ii. 槓鈴——雖然本課表不會使用槓鈴來訓練，但如果你將來要升級力量，它是很好的選擇。槓鈴的重量是可調整的（現在有些啞鈴的重量亦可調整），基本構造是一根槓鈴加上一組槓片，所以可以讓你舉得更重，並根據不同的動作、當前的力量、能力和需求來調整適合的重量。

iii. 彈力帶／繩——彈力帶／繩可以用來練力量，也可以練耐力。它們是我的最愛，因為價格便宜，所占空間又小，幾乎可以用在任何訓練動作上。

彈力帶／繩這種器材可以創造出一種張力，以一種全新的方式刺激你的肌肉，這是其他器材無法辦到的。在本書的整份訓練計畫中很常用到彈力帶／繩，它會使你的某些訓練更具有動態的感覺。

iv. 藥球——在本書的訓練計畫中不會使用這個器材，但負重球幾乎可以用在所有的重訓動作中，它是另一種練肌肉的方式。

v. 機器——這裡指的是健身房裡的健身器材，有些人也會買來放在家裡，它也是增加阻力的另一種好選擇，很適合初學者，因為這些機器是設計來引導使用者在適當的運動路徑下完成動作。在這些器材上做訓練，通常可以使用較重的重量，因為機器已為身體提供了額外的支撐。

c. 反覆次數與組數：一旦你確認了練習的動作、阻力類型和大小後，接下來的問題是一個動作要做幾下？重複幾組？「反覆次數」是指同一個動作你要做幾下；「組數」是指那個動作你要重複做幾組（例如我們會說做 10 次肱二頭肌彎舉，共 1 組）。一個動作要達到最大訓練效益，反覆次數會在一定範圍內，太少沒有效果，做太多則會產生報酬遞減（diminishing return）。

i. 反覆次數的區間：肌力訓練專家已經發現，不同區間的反覆次數所要達到的訓練目標是不同的。例如要參加健美比賽的選手跟想要透過重訓提高運動表現的練法並不相同，但隨著進一步的研究，專家們發現特定次數區間的目標很相近：

● 6 ～ 12 次：這個區間是健美運動員特別強調的，目標是練就更大的肌肉以及增強力量。有了明確的區間目標，他們會在動作不走樣的情況下，盡量舉起更大的重量，但每組訓練的最後一下還要能保持優質的動作。

● 8 ～ 12 次：這裡我們進入了重量訓練的中間地帶，重點是鍛練肌肉和力量，對於沒有參加比賽的人來說，這是力量訓練的最佳區間。

● 12 ～ 16 次：這個區間的訓練重點是建立耐力，儘管你也可以在這個範圍內鍛鍊力量和增加肌肉量。但這個區間致力於平衡、穩定度、力量和耐力的人來說是理想的，你會發現本書的訓練計畫大部分都在這個範圍內。

  ii. 組數：專家們做了許多反覆次數的研究，知道每個動作進行特定組數的訓練，可以對人體的力量和健康狀態形成不同的影響。對於樂齡族以及所有的重訓入門者來說，大多數的專家都認為從 1 組開始就會有效果，只要做 1 組就有足夠的刺激來提升力量和肌肉量。你會發現，在整份訓練計畫中，每個動作都將從 1 組開始，後期才會進展到 2 組。

d. **組間休息**：力量訓練另一個需要討論的是每組之間的休息時間。這是很多訓練新手會面臨的問題：如果你每個動作打算做 10 次，接著休息再做 10 次，你可能會問「為什麼不做 20 次呢？」這是一個很好的問題，專家們已經明白：中間休息的目的是為了最大限度地延長肌肉處在緊繃狀態下的時間。一旦這些肌肉感到疲勞，就讓它們休息一下，恢復後再進行下一組，如此一來，總反覆次數可以增加，這就是增強力量和耐力的方法。對於舉重運動員來說，組間的休息時間可能是幾分鐘（因為他們要舉的重量很重，速度也要很快，所以需要多一點恢復時間才能舉得一樣重和一樣快），但對於想要變得更強壯的人來說，休息時間通常較短，在 10 ～ 60 秒之間。

e. **恢復日**：雖然訓練很重要，但更重要的是，每次訓練之間都有足夠的時間來休息和恢復。變強是發生在休息的時候。這個觀念對於力量訓練來說尤其重要。懂了之後，你就不會想連續兩天都練相同部位的肌肉。這意味著，如果你今天練手臂，還想練練手臂肌肉的話，中間至少要隔一天以上。這段時間可以讓你的肌肉恢復和成長。了解這些知識可以幫助我們制定訓練計畫，使身體能在休息時間變強，並使訓練產生最大化的成效。

第2章
為何你需要重量訓練

　　你應該重量訓練的理由非常多——要寫的話可能會是另一本完全不同的書。在許多人的成長過程中,「重訓」可能是學生時代體育課中規定一定要做的事,或是因為我們的競爭對手在練,所以我們也不得不練。除此之外,一般人大都不會考慮從事重量訓練。

　　現在我們知道,重訓不只在訓練肌肉,也會對人體最基礎的細胞層級產生影響。當我們年紀變大時,細胞層級也發生了一些結構性的變化,使得樂齡族的生活面臨巨大的挑戰。這常常讓人覺得是無法避免的,但不論你相信與否,我們還是可以做一些事來使身體的細胞減緩衰老。

　　一旦過了四十歲,大多數人多多少少都有衰老的跡象,這些跡象主要可以分為下列幾種元素:

● 精準度(Accuracy)
● 速度(Speed)
● 活動範圍(Range)
● 耐力(Endurance)
● 協調性(Coordination)
● 穩定度(Stability)
● 力量(Strength)
● 柔軟度(Flexibility)

這些身體各方面的特性都會影響我們的日常生活，當我們年紀逐漸增長時，獨立完成各種日常行動的能力是否能維持，就要看上述這些身體特性的強弱了。事實上，活動量太低會逐漸導致退化，最終可能使身體變得很脆弱。

這種脆弱的狀態是由日常活動功能障礙所引起的，此時身體會很容易受傷。這也與「肌少症」（sarcopenia）有關。肌少症顧名思義是指肌肉量太少，造成日常活動功能失常，年紀大了之後，肌肉量很容易流失。

壞消息聽夠了，現在來看個好消息：阻力訓練可以立即阻止身體內外的老化，還會持續帶來各種好的轉變，它就像你的青春之泉，使你身體的裡裡外外都發生變化。

重量訓練的立即效果

- 穩定的血糖——運動可以幫助你的身體調節血糖濃度。好處很多，但最重要的是，血糖不會忽高忽低影響你的生理機能，身體會有比較穩定的能量來源。
- 增加「感覺愉悅」的荷爾蒙——這些荷爾蒙，像是腎上腺素（adrenaline）和去甲腎上腺素（noradrenaline），會受到運動的刺激，為你提供即時能量並振奮你的心情。
- 改善睡眠——研究證明規律運動有助於提高各個年齡段的睡眠品質，尤其是早上運動的效果最佳。
- 增加你的新陳代謝——增加新陳代謝對減重很有幫助，如果「減重」是你正在努力實現的目標，增加新陳代謝也意味著在日常活動中燃燒更多的卡路里。
- 降低血壓——年紀大了之後被診斷出有高血壓是很正常的，我們自己或身邊的樂齡朋友多少都有這個毛病，但不論從短期還是長期來看，運動都有助於控制血壓。
- 減輕關節炎疼痛——如果你剛開始運動時會感到疼痛，這樣訓練似乎不如你的預期，但是當你持續加強該關節周圍的肌肉時，可以在開始訓練的兩週內改善

疼痛。此外，當你在運動時，會有更多的血液流向肌肉和關節，這也有助於減輕疼痛和僵硬的情況。

重量訓練的長期效果

隨著時間的推移，訓練幾乎可以改善身體的每一種功能，而且不需要做太多訓練就能有所改善。訓練最重要的好處之一是「更多的保護」，而非那些顯而易見的目標，像是減重。

事實上，我們從訓練中獲得的許多好處都是難以觀察或衡量的，也因為這樣，有時很難找到訓練動力，即使我們知道訓練有益身心。

心血管功能

對於不規律運動的人來說，隨著年齡漸長，心血管功能會下降。心血管功能牽涉到你的心臟會向身體輸送多少血液，以及有多少氧氣可以輸送到肌肉裡。訓練可以提高你的心臟效能，意思是你不只可以做更多事情，還可以保護你的心臟，同時使你感覺良好。

提升肺活量與呼吸力量

你的呼吸效率會隨著年齡的增長而下降，其中一部分原因是由於脊柱中椎間盤退化，這會影響你肺部周圍的肌肉。這意味著你的肺活量會變小，而你可能從來沒有意識到這一點。運動可以幫助你降低脊柱退化的速度，讓你的呼吸變得更好、更輕鬆。

血壓控制

血壓會隨著年齡的增長而增加，有些研究證實，在美國七十歲以上的年長者中約有 75% 的人患有高血壓。

好消息是：有研究指明，中老年人的運動能力是一個非常強的預測指標，也就是

說，一個人運動能力跟高血壓這種慢性病之間的關係很密切。樂齡族如果患有高血壓，可能會導致心臟病、中風和其他問題。另一個好消息是，所有的運動訓練都有抑制血壓的效果，所以即使每天多走幾分鐘也能造成改變。

肌力和耐力

現在，我們要談到訓練真正的好處了！因為你可能很難感覺到心血管功能或肺活量的變化，但你絕對可以感覺到自己在訓練後變強壯或身體更健康。

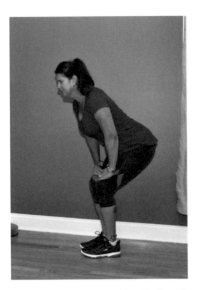

大家都知道力量和耐力會隨著年齡的增長而下降，其中肌肉功能的喪失通常是由於肌肉量損失所造成的。重點來了：三十～七十歲的人，如果久坐不動，肌肉量會下降大約 22 ～ 23%。

肌肉量的減少會導致平衡問題、行走困難、反應遲緩（想想當你絆倒或滑倒後是否能及時扶好站穩）以及脂肪增加，這些都容易導致前期糖尿病（prediabetes）的發生。

但是，這不一定會發生在樂齡族身上。研究人員發現，力量訓練可以緩解與年齡相關的肌肉功能衰退。即使只是增加兩磅肌肉（約 0.9 公斤肌肉）也可以產生巨大的影響，不論你幾歲，訓練都會帶來改變。

減少發炎

近年來，你也許已經聽說科學家發現「發炎」對身體的影響。當身體長期處於發炎狀態會增加罹患慢性疾病的風險，並可能改變身體對感染、受傷、手術或癌症等的反應和痊癒方式。

樂齡族有些常見的習慣問題（例如久坐不動），這些問題會提高身體的發炎程度，進一步可能導致超重或肥胖。原因是，年紀增長會有關節炎或其他與關節相關的疼痛，就會變得更難四處走動，樂齡朋友為了保護自己，過著少動久坐的生活，結果發炎和

疼痛變得更加嚴重，移動也更加困難，於是進入惡性循環。

力量訓練可以幫助樂齡朋友減少發炎的發生，使他們不致於陷入這樣的循環中。

更柔軟的身體

你平常可能不會去思考自己的身體有多柔軟，但你需要知道緊繃的肌肉會對身體的功能和感覺產生很大的影響。在日常生活中時時會用到柔軟度，例如綁鞋帶、從較高的書架上拿東西、坐在地上摺衣服或倒車時轉頭看後方。

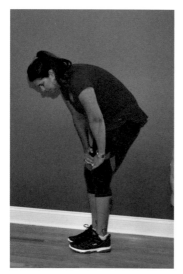

柔軟度不只有助於維持良好的姿勢與循環系統，也能幫助我們舒緩壓力與疼痛（想想伸展運動或瑜伽），它使我們擁有更好的平衡感以及預防受傷。

年紀漸長後，我們的肌肉會變小而且會失去一些肌肉纖維，肌腱也會失去水分，柔軟度會因此下降。這就是導致我們感覺僵硬的原因，尤其是當我們早上醒來時，僵硬的感覺會特別明顯。

柔軟度可以同時透過伸展和力量訓練來改善。柔軟度變好後，不只身體的靈活性變好、活動範圍增加，也能讓日常生活中的一切變得更輕鬆。

活化大腦

運動和力量訓練不但對你的身體和生活品質有幫助，也會對大腦產生保護效用，這點可能出乎你的意料。透過運動可以達到下列的效果：

● 預防或減緩精神疾病，例如憂鬱症、阿茲海默症（Alzheimer's disease）和帕金森氏症（Parkinson's disease）。

● 放鬆舒壓
  運動可降低身體壓力荷爾蒙，同時刺激大腦中產生「感覺良好」的化學物質。

意思是你的大腦會產生天然止痛藥和好心情藥劑。

● 改善大腦功能

有在訓練的樂齡朋友會比不運動的人，更能高效地處理生活中的各種資訊。

● 更有活力

當我們完成某事時，一定都會對自己感到滿意，覺得更堅強、更具自控力，同時增加自信心和自我勝任感（self-efficacy）。

● 更加融入社會

當你變得愈強壯、能做的事愈多，就能走出家門深入參與社會的運作，與其他社群產生連結。這會讓我們有歸屬感，這項好處比大腦中可以使你「感覺良好」的化學物質更有貢獻。

● 更強的適應能力

強健的身心可以幫助你應對生活中的各種變化，像是退休、朋友或親人去世、健康出現問題等等。

那最少要做多少運動才能達到上述效果？我建議每天訓練大約 10 ～ 30 分鐘，每個人每天應該都可以做到，只要花一點時間就能幫助你改善大腦、心血管系統、呼吸系統、睡眠、體重管理、血糖、精力、情緒、力量、性生活和耐力等方方面面。除了這些實質上的幫助，還可以在精神上讓你變得更有自信、活力和更加獨立。

運動或訓練的時間不是比待在醫生的辦公室好得多嗎？絕對是這樣的吧！

第**3**章
如何獲得並保持運動的動機

　　運動給我們帶來很多好處，這點無庸置疑。多運動可以增強我們日常生活各方面的能力，無論是身體上還是心理上都是，這樣的證據並不少見。事實上，許多醫生甚至像開藥一樣替病人開立運動處方，因為他們知道運動可以：

● 降低血壓。

● 改善睡眠。

● 改善性生活。

● 緩解憂鬱和焦慮。

● 改善心臟健康。

● 幫助預防或管理某些類型的癌症。

● 增加信心。

● 幫助減重，避免糖尿病和代謝症候群等疾病。

　　當然，運動的好處還有更多。有趣的是，這些知識並無法讓訓練變得更容易，因為知道某件事對我們有好處，並不代表我們就會自動去做。

　　比如說，我們都知道多吃蔬果有益健康，但當我們肚子餓時，不代表我們最先想找來吃的食物就是青菜水果。對我們好的事就應該要去做，去做對自身有利的事，我們骨子裡應該有這樣的動機存在才對！但身為人類，我們也總是在尋找輕鬆好走的路，用最少的力氣來獲得最大的報酬。我們就是這樣，對吧？

由於運動與訓練看起來就像是另一種工作，這就是為什麼很多人即使知道運動很好卻不喜歡運動，但我們還是可以通過一些方法來獲得運動的好處，這些方法是值得我們花心思的。

這些方法就是本章要討論的——創造自主訓練的動機，而這種動機時常始於「行動」，而非欲望。

不同類型的動機

動機的來源各異，但我們可以從兩種不同的層面來看待它們：1) 內在動機，意指驅使我們行動的力量來自內部；2) 外在動機，意指推動我們的因子來自外部。

內在動機

我們激勵自己行動的方法之一，是在內心中擁有一些可以幫助我們實現外部目標的動力，這種動力通常跟我們樂在其中的事情有密切關係。樂在其中的事可能是我們打從心底想要完成的事情，或是特別擅長與具有競爭優勢的事項，或者是單純會讓我們感到高興與滿足的事情。

對某些人來說，運動與訓練本身就是目標。但對其他人來說，運動只是手段，並非他們所追求的最終目標。這並不意味著他們不想變健康，這只是指他們的興趣不在運動，他們覺得有意義以及能夠樂在其中的事不在運動上面。如果你想把運動變成內在動機，你就需要把原本的興趣、喜歡的東西或是對你有意義的事物跟運動產生連結。

比如說你喜歡園藝、喜歡跟小孩或兒孫玩、想在日常活動中有更佳的表現，你就必須保有強健的身體。這些對你有意義的事可以開始跟運動產生連結，逐漸使運動變成你的內在目標，這些目標不用外在驅使，你內在自然會產生動力去努力實現。

下面是一些跟運動相關的內在目標：

● 固定時間去散步，目的是為了可以在自己喜歡的園藝或家務中維持耐力。

● 跟你的小孩或孫子女一起玩遊戲，單純只是為了好玩。

● 想要持續訓練保持強壯的身體，為的是維持本來就有的運動嗜好。

● 想要參加當地的比賽，目的是為了好玩、為了做公益，或是為了陪伴你所愛的人。

這些是我們喜歡的目標，我們覺得有趣，並且能從中得到對我們很重要的東西。

想想有人被診斷出患有乳腺癌，或其他突然改變他們生活的疾病。這可能是他們需要更健康地生活的動力，僅僅是因為他們想要感覺更好並改善疾病的結果。

這種內在目標很棒，可以驅動各種行為，但這並不是我們激勵自己的唯一方式，還有其他方法可以讓我們繼續實現我們的目標。對許多人來說，最有推動力的是「外在目標」。

外在動機

即使我們不想承認，但大多數人都知道：運動與訓練本身並不是我們努力的目標。我們當然知道運動對我們有好處，也知道我們需要它……但是，就像肚子餓時我們時常會選擇通心粉和奶酪而非青花菜一樣，需要的東西往往不是我們的首選。

那正是我們需要外在動機協助的地方。有內在目標驅動我們前進很好，但外部力量也能促使我們做出改變。

利用這兩類動機可以落實規律運動。多數人都會仰賴一定分量的外在動機，像是：

● 減重。

● 保持身體健康。

● 讓所愛的人快樂。

● 更好的外表。

● 認識新朋友。

● 穿得下尺寸更小的衣服。

● 只是想要有更良好的自我感覺。

通常你運動的動力是由內外兩種動機混合而成，只要能使你動起來，不論你的動力來自何處都可以。可能今天的動力來源是想減肥，另一天是想要變健康。無論你找到的理由為何，只要能開始運動，都是好的理由。

真正的關鍵是，你要主動去尋找理由，而不是被動等它來找你。多數人都不會一起床就興奮地想要出門運動，是吧？大多數人在出門運動的路上都會遇到障礙，所以第一步是先認出障礙有哪些……是的，開始邁出自己的第一步吧。

改變的障礙

障礙到底在哪裡？現在我們來一探究竟。我們通常很會替自己「找理由不去運動」，這件事很多人都非常擅長。無論你稱它們為「理由」還是「藉口」，它們通常等同於一件事——障礙。

不去運動的理由可以找出一籮筐，其中有些是有道理的，有些如果提前了解，可以找到方法加以排除。

受傷的恐懼

害怕受傷出自一種本能的恐懼，這是一種保護機制，使我們能在日常生活中避開各種可能受傷的情況。有些人可能比較不懂得害怕，很認真地投入訓練，努力舉起更大的重量，或是把重量朝不同的方向移動，他們有時甚至不知道這樣做的目的何在，也很可能把自己練到受傷。

這就是本書的訓練計畫可以提供協助的地方。我們不僅會解釋每個動作，還會教你一步一步完成每個動作，你也會有時間去練習和完善自己的動作。

運動也需要一段學習期，我們會給你時間去觀察身體在不同動作練習後的反應，並進行相應調整。你還可以做一些其他的事情來減少恐懼心理，讓自己感覺更自在，

像是：

a. 去看醫生：你可能會擔心沒病也可以去看醫生嗎？但這就是醫生存在的意義之一。如果你有任何疑慮，請將它們寫下來並逐一詢問醫生的意見。把所有的疑慮都解決了之後，你才會有信心進入這份訓練計畫，這筆健康投資也會比較安心。

b. 謹慎行事：訓練中只要你對這個動作有疑慮，請直接跳過。我帶過各式各樣的學員訓練，如果他們覺得身體怪怪的，我們就會停下來。因為練習動作還有很多，總是有替代的。

c. 傾聽身體：「認真傾聽身體給你的回饋」，這句話我跟學員說了很多遍，因為很重要，所以需要反覆提醒。沒有人比你更了解你的身體。什麼都不做最舒服，所以傾聽身體不代表順從身體想要安逸的本能。也就是說，我們不希望你太過謹慎以至於任何新事物都不嘗試，但也不希望你一下子就跨出舒適圈太多。我們可以遵循中庸之道，一次只改變一點點，並用心聽取身體給你的回饋。

一如既往，如果你在訓練過程中發現任何問題，請立即停下來。只要保持身體健康，另外一個運動日永遠都在。

訓練一定要受苦才能獲得效果，是嗎？

許多人在成長的過程中都學過一個道理：沒有痛苦，就沒有收穫。這絕對是過時的想法，這個想法不是現在才有的，早在健美熱潮時就出現了。經過這段時間我們學到了一些東西，首先，我們對「痛苦」的定義與過去不同。在過去的時代，如果你從事有氧或健美運動，練到受傷是一種榮譽的象徵。

我記得那時候有些學員在訓練時，練到對著垃圾桶嘔吐，他們認為那才是「真正的」訓練。

現在，我們比過去知道的更多，而且明白不必為了結果而將自己逼向極限。

第二，痛苦真的是我們想要通過運動達到的臨界點嗎？如果你正在參加奧運或是非常重要的比賽，也許真的要把自己逼向極限。

但是，如果我們只是想變得更強呢？或是只是想減重呢？或者只是想要透過運動讓身體的感覺更好。

也許痛苦並不是我們想要的，我們一樣可以達到目標但不一定需要經歷痛苦。我會提醒學員並要他們記住：「運動不必有傷痛！」但運動是不是需要多花力氣？當然。如果你想對自己的身體做出重大改變，意味著你運用身體的方式、餵養照顧它的方式，需要有重大的改變。

但是對於只想讓身體變得更強健的人來說，有的人身體可能已經有一些傷痛存在，正在處理一些長久存在的問題，例如關節炎、下雨時會突然爆發的舊傷，或是之前的手術遺留下來的隱患，像是身體某些部位不對稱。

這就是你需要傾聽身體的地方。是的，總是要付出一些努力，也許會帶來一定程度的不適感，但僅止於不適，不應該到痛苦的地步。

保持警惕並注意自己的感受是件好事。這將使你專注於什麼對身體有效、什麼無效，而且不會害怕嘗試新事物。

我們現在的訓練目標是「無痛」，一點痛都不能有。

目前身體狀況不佳，有待處理

應該很少人到了晚年，身體完全沒有一些磨損和阻礙活動度的問題。你不想使目前存在的問題持續惡化，因為這類情況會給你帶來最多麻煩。

這種事情最好由你的醫生或物理治療師處理，不過我會給學員一些非常基本的建議：

● 找到暫時的解決方案──比方說你即使腿部有傷病，現在不能訓練下半身，你

仍然可以用「坐姿」來訓練上半身。你會在本書中找到各種坐姿的練習動作，請隨意挑選適合你身體的動作，但記得它們只是暫時性的。

● 取得專業的建議——不論何時，只要舊傷復發你都該立刻去找醫生，或者由他轉介給物理治療師。有時你想知道如何避免問題變嚴重，你應該去找專業人士，請教他們的意見。

● 做你能做的——舊傷復發時，你先做你能做的，持續保持運動習慣，也許只是每天走一小段路、做一些簡單的伸展運動，或者只是在房子周圍走動。這些都算運動。

目標是持續運動下去，也許是坐著或是徒手，用任何形式都可以。你可以視身處環境自由發揮創意來運動。但如果你不確定該怎麼做，可以尋求專業人士的幫助，諮詢私人教練、物理治療師，或是去問醫生。

凡事起頭難，不知道如何開始

這些練習動作看起來很簡單，但當你真正開始練時會出現很多問題。該做哪個動作？做幾次？怎麼知道自己動作做對了？

關於運動與訓練的資訊是無止盡的，但本書已將重要的指導方針整合在一起，你照著書中的指導練習就不必太擔心。許多人把運動變得太複雜。力量訓練的確需要一段學習曲線，但你訓練順利所需的一切都在這裡，包括：

● 明確的動作與訓練項目——這裡的課表是根據科學化訓練及私人教練為初學者設計課表的原則來設計的。你的目標是去嘗試每個練習動作，確定哪些動作對你有幫助。訓練時要注意，每個動作都要達到姿勢的要求。經過一段時間的練習後，你會對身體有更多的認識，也能夠以這些練習動作為基礎，再向外擴展提高難度。

● 訓練時間表——另一個我們無法擺脫的問題是怎麼練？以及何時練？這份計

畫可以幫助你解決這個問題。我們每兩週會提供一份課表,你可以依據個人的行程和感受來調整,後面我們會指導你如何調整這份計畫來對應你的行程和需求。

● 休息日——休息日已經安排在本書的訓練計畫中,但你當然可以在需要額外休息的時候停練一天,在執行計畫時你有完全的自主權。

● 建議的重量——重訓中更具挑戰性的是重量的選擇。如果你是在客廳裡進行訓練,最好的方法可能也很難執行。這份訓練計畫會建議你重量該怎麼選,但這只是一個起點,你隨時可以在感覺太重或太輕時自行切換重量。

時間的限制

許多人跳過運動的另一個理由是太忙了。生活總是被許多我們必須做的事情給塞滿。如果你現在就列一個待辦事項清單,你列出的事情可能比你一天能做的事情還多。

我也有同樣的待辦事項清單。

規律訓練者的忙碌程度並不亞於沒在運動的人,事實上,他們的工作時間和其他人一樣。許多學員不喜歡聽到這個訊息。

如果這個訊息不能讓你對自己感覺更好,你並不孤單。

時間有限,所以真正的關鍵是:優先順序。

最重要的是把事情的優先順序列出來,而不是再為自己添增更多時間(天知道,如果可以的話,我們當然希望有更多時間),所以你可以做的是把運動列為你清單上的優先事項:

a. 記住你的目標:我知道這個建議是老生常談,但是每天把目標擺在自己的面前,會產生非常強大的力量。你可以把目標寫在便利貼上,然後把它貼在你的電腦上、牆上或方向盤上。我有一個習慣,我會把目標寫在便利貼上,每次達到目標,就將便利貼移到另一面牆上。每天我都能看到自己實際的完成進度。你可以試一試,看看它是否適合你。

b. 事先做好安排：這一定不是你第一次聽到這個建議，也不會是最後一次。我不了解你的生活，但是當我不安排某件事時，它根本就沒有機會完成。在每個禮拜剛開始時，先花一些時間來安排自己的行程，包括運動和訓練時間，把它們排在行程裡。因為時間已經空下來了，所以時間一到你就沒有藉口不去運動。把行程寫下來，或輸入你的行事曆。每週開始前就將運動行程規畫進去，這樣它在你腦海中的順位就會很前面。

c. 同時進行：沒有所謂「正確」的訓練時間。有些人喜歡早上運動，有些人則喜歡下午運動。無論你喜歡在什麼時間運動都可以，但最好排在相同的時段，比較容易養成習慣。你的身體通常會在你意識到之前就開始運動了。這就像刷牙一樣——即使它不是你的興趣，只要時間到了你也會自動去執行。

d. 讓家庭成員參與你的訓練：如果可以讓家庭成員參與你的訓練，讓他們也一起走進戶外呼吸新鮮空氣，將會使你的訓練變得更有趣。所以訓練並不一定只能在室內，或一定要用什麼設備。你可以規律地安排在午餐或晚餐後跟家人一起散步，讓運動變成你與家人相處的一部分。

不要忘記，我們心裡本來就有一些東西使我們想要改變，好好利用這些東西，它可以讓改變更容易。當你心裡擁有明確的目標，改變就會確實發生。

改變的動力從哪裡來？

你已經了解驅使我們改變的「動機」來源可分為內在和外在，但有一些具體的事情會對我們產生較大影響。隨著年齡漸長，若希望持續投入社會、擁有精采人生，我們都想改善自己的「健康」。事實上，我們很容易在年輕時糟蹋自己的「健康」，你有嗎？很多人在年輕時沒感覺，要到一定歲數健康出問題了，才會發現健康的重要性。當你的身體出現問題，你就會知道自己不能再這樣下去了，一定要有所改變。「健康」時常成為我們決定做出改變的主因之一，而且是很容易理解的原因。

為了改善自己的健康

改善健康可能是一個很大的訓練動力，動力大小則取決於個人的情況，或許是醫生第一次開給你某種藥物，你從未想過自己需要，又或許是你在沒有預期的情況下必須接受手術。無論是什麼情形，年紀大了之後總會發生一些使你偏離日常生活的事，這些事情也可以成為促使你運動的動力，像是：

● 避免疼痛——疼痛是一種明確的動力，任何經歷過重大傷害、手術的人都可以告訴你，痛苦會改變你的行為、感受以及應對方式。對許多人來說，想變得更強壯的其中一個原因是想要避免疼痛。

● 不想再吃藥——生病時有些藥物是必要的，但有些慢性病可以透過運動來恢復，健康後就不用再吃藥了。理論上，高血壓、糖尿病藥物甚至抗憂鬱藥都可以通過改變生活方式來控制。當然，這需要先徵詢醫生的同意。

● 更好的睡眠——隨著年齡的增長，優質的睡眠變得愈來愈來越難。大多數人都知道睡眠充足的好處，包括可以減壓、減重以及讓身體得到休息和恢復活力。大量研究表明，規律訓練可以使我們獲得更多的深度睡眠，這種睡眠可以幫助我們得到所需的休息。

● 更多的能量——科學表明，靜止的物體往往趨向於保持靜止。但一個運動的物體呢？是的……它傾向於保持運動動態。你運動得愈多，產生的能量就愈多，你就能持續擁有更多能量，運動已被證明可以增強那些「感覺良好」的荷爾蒙，如腦內啡（endorphin），這些荷爾蒙就是被設計來讓我們感覺更好，並提高我們的正向情緒。

● 更清晰的頭腦——運動對我們的心智可以達到一種效果：讓我們的腦袋可以漫遊一下。這種短暫的放空能使頭腦變得更清晰，因為在日常生活中我們的大腦有太多問題要煩惱，花了太多時間處理工作和各種問題。透過一些無意識的訓練可以讓你的大腦稍做休息，短暫的休息能幫助你更輕鬆地解決問題。

自我勝任感

　　使我們感到動力十足的方法之一是「接受挑戰」並「完成挑戰」。 毫無疑問，你過去一定經歷過許多備受挑戰的情況，從中認識到自己總是可以做得比想像的還多。

　　這就是「自我勝任感」（self-efficacy），這個詞彙聽起來有點花俏，但實際上是指你對自己完成挑戰的能力充滿信心。無論你是對自己的幹勁還是對身處的環境有信心，這種自信都會增強你掌控周遭事物的能力。

　　這種信心一部分來自於「練習」。每次你出現在訓練場上，每次你做到一個新的重量時，都會強化自信心。這就是「信念」，也就是你相信自己有能力可以做到。每次只要你出現在訓練場上，這種「信念」就會出現。

　　體驗自我勝任感的方式有很多，包括：

a. 經驗：逐漸掌握與熟練某一項任務之後會為你帶來成就感，這些成就感絕對有助於你繼續前進，縱然這項任務只是執行一份運動訓練計畫，也會為你帶來動力。就像園藝，剛開始我完全不知道自己在做什麼（現在有時仍然不知道）。但做了一段時日之後，通過各種嘗試，我學到了很多東西，而且這讓我想再做更多。

b. 模範：這要看你生活中是否有人在某些專業或事業上取得成功。比方說，我先生透過走路來運動，看到他開始這樣做就足以激勵我向他看齊。環顧你生活周遭的人，他們可以給你靈感，並啟發你做出改變。

c. 社群力量：這類的動機可能來自你認識的人，或是在某些情況下來自某個群體。無論是健身房還是其他志同道合的人，當你見到這些人或是進入他們的團體之後，社群會有一種無形的力量來幫助你完成不同的任務。

相信自己可以成功

　　最重要的一部分是「相信自己」，特別是在艱苦的情況下。有些人正在經歷各式

各樣的問題，像是背痛、關節炎或其他關節問題，以及其他原因的慢性疼痛。

使我們繼續前進的關鍵之一就是知道自己可以成功。

又是什麼讓我們不相信這一點？恐懼。

相信自己的過程勢必要面對恐懼。我們時常都在害怕，怕什麼呢？害怕失敗。

克服失敗的恐懼

真的有可能完全克服對失敗的恐懼嗎？我不這麼認為，但還是非常值得冒險。恐懼在我們的生活中起著非常重要的作用，它使我們避免可能傷害我們的事情。

在運動方面，對失敗的恐懼是排斥運動的首要原因。雖然我們對運動都有一些基本認識，但某些人認為我們生來就知道如何運動。

正是這種觀念讓他們直接走進健身房，並認為自己知道那些新奇的健身器材怎麼用，以為自己可以正確操作。沒有人天生就知道這些事情。你可以先按照自己的節奏來學習，並依據當前身體的狀況做出適當的決定。事實上，有時候你會失敗。但人類就是這樣，我們不斷嘗試也不斷失敗，但這並不意味著我們會放棄。

下面整理一些我們在面對失敗時的處理方式：

● 根據你知道自己可以達到的目標來設定目標——有個好消息：你不必日復一日地制定相同的目標。有時，我們可以完成的事情會根據我們每天的感受而改變。有時，最好的決定是改變你的目標，而不是強迫自己要做到無法做到的事情，而無法做到並非你的錯。

● 專注於你現在需要的能量——我們時常認為鍛鍊是我們必須日復一日做的事情。實際上，我們只需要足夠的能量來完成我們現在需要做的事情。明天的能量將會到來，然後我們可以依靠它。

● 對自己當天的表現保持寬容——每天都是不同的。有時候你的表現令人驚艷；有時候只要能從床上爬起來出門就覺得很高興了。讚美你每天可以做到的事並從差異中調整。有變化是很正常的，不用太在意。

尋求社群的支持

當我們談到運動與訓練的動力時，最重要的策略之一是發展強而有力的社群支持。當你參與一個跟運動相關的社群，無論是線上還是實體，都能幫助你持之以恆地運動下去，增強你的自信心。

現代社會最棒的地方在於有很多方法可以保持社交，即使在家也可以認識其他運動同好。你可以使用當地的社區資源來認識你的居住地。當地的圖書館或社區中心，通常有各種可能滿足你個人需求的團體與聚會。

第4章

開始運動前
你需要知道哪些事情？

在你開始任何類型的訓練計畫或飲食計畫之前，你可以透過以下步驟來為即將發生的事情做好準備，讓你有信心地踏出第一步。

我需要先問過醫生的意見嗎？

如果你已經有一段時間沒有看過醫生或進行過身體檢查，不論你是否正在運動或訓練，都強烈建議你先去讓醫生檢查一下。

了解自己目前各種跟健康相關的生理數據，從體重到血壓都測一遍，讓你及時了解身體的最新情況，這些數據也可以做為運動之後是否有進步的指標。

當你開始訓練後，你可能會注意到血壓、體重、安靜心率等方面的變化。這些數據只是追蹤進步程度並了解運動如何影響整體健康的方式之一。

除此之外，有些狀況下在進行任何運動之前，你一定要先去看醫生：

● 你服用的某些藥物會影響你運動時的心率。可能會改變身體對運動反應方式的常見藥物包括：
  ○ 血壓藥物（Blood pressure medication）
  ○ 抗憂鬱藥（Antidepressant）

○ 抗組織胺藥（Antihistamine）
○ 糖尿病藥物（Diabetes medication）
○ 心臟藥物（Heart medication）
○ 利尿劑（Diuretic）

如果你心中有不確定感，或者是以下任何一種情況，都請跟你的醫生聯絡，了解你需要知道的用藥和訓練資訊。

● 你已有傷在身或是患有慢性疾病，例如心臟病、腎臟疾病、糖尿病或關節炎，你應該先跟醫生談談你該做什麼，或者更重要的是不該做哪些會使你病情惡化的事。
● 你擔心過去的舊傷或狀況，並希望確定自己的身體已準備好可以進行訓練了。
● 你最近有生病或動過手術。

該如何挑選恰當的服裝和運動鞋？

你不需要什麼花俏的運動用品就可以開始訓練，但舒適很重要，你的身體要能得到合適且舒服的鞋子支撐。關於服裝，請特別注意下列幾點：

● 合身且舒適的衣服：像是運動褲、短褲、緊身衣和 T 恤都可以，只要不過於寬鬆防礙動作，都很適合穿著運動。
● 排汗服飾：現在有很多公司生產具有優秀排汗功能的健身服飾，從襯衫、緊身衣到襪子和運動內衣。如果你覺得穿著棉質衣物不舒服，或是你本身很容易出汗（棉質衣物會因吸汗而變得很重），具有排汗功能的服飾是你最好的選擇。

若你想要確保身體獲得充分的支撐，鞋子就非常重要。但因應不同的腳掌結構、

足弓高低等，市面上有數以百計的鞋款，我們怎麼知道哪一雙適合自己？建議你最好到專賣店去（通常是健走或跑鞋專賣店）實際量測腳形並檢查足弓，比較能找到適合的鞋子，這是購買一雙好鞋的最佳方式。

如果你無法到專賣店，而是到百貨公司或線上買鞋，請注意下面幾點：

● 運動控制：這是指鞋子在走路或訓練時所提供的穩定性。穩定的鞋子將為你的腳踝和足弓提供更好的支撐。

● 透氣輕便：試鞋時請注意鞋子的材質和舒適度之間的差異。你一定不希望鞋子穿起來感覺僵硬和緊繃，試穿時你應該無須用力雙腳就能很快穿進去。

● 緩衝與支撐：一定要先穿上鞋子試走看看，確認支撐是否良好，良好的支撐將確保你的腳掌和腿部承受較小的不當壓力。

我總是告訴學員：把你最多的運動服裝預算花在鞋子上，因為鞋子是一切的基礎。如果你的預算有限，你可以先去店面試穿，然後上網尋找更低的價格。

需要哪些運動器材？去哪裡找？

我們設計的訓練動作大多數都是徒手，有時會用到一些簡單的器材，像是彈力帶。以下是你在接下來的十二週訓練計畫中需要用到的所有器材：

a. 不同重量的啞鈴：如果你是力量訓練新手，手邊沒有任何重訓器材可用，建議你先選購三到四組啞鈴就好。最少是三組啞鈴，你可以先預設一組「輕量」、一組「中量」與一組「重量」。下面是我的初步建議，但最好先試練過幾次之後比較容易挑選到適合你的重量：

   i. 如果你是女性，三種量級的建議選擇如下：

- 輕量：2 ～ 5 磅（0.9 ～ 2.3 公斤）
- 中量：5 ～ 8 磅（2.3 ～ 3.6 公斤）
- 重量：8 ～ 10 磅（3.6 ～ 4.5 公斤）

ii. 如果你是男性，三種量級的建議選擇如下：
- 輕量：5 ～ 8 磅（2.3 ～ 3.6 公斤）
- 中量：8 ～ 10 磅（3.6 ～ 4.5 公斤）
- 重量：10 ～ 12 磅（4.5 ～ 5.4 公斤）

b. 彈力帶／彈力繩：我很喜歡使用彈力帶來訓練，跟啞鈴相比，它的變化更多樣。彈力帶的阻力跟固定重量不同，會隨著你的動作上升和下降而改變，所以它可以訓練到更多的肌肉。彈力帶的阻力大小和顏色有很多變化，不要被市面上眾多的商品搞迷糊了。你可以在體育用品專賣店購買。選購彈力帶時，至少要挑兩種不同的阻力。我喜歡的彈力帶來自「SPRI」這家公司，我自己的居家健身房也是使用他們的（SPRI 的彈力帶你可以在 Spri.com 或 amazon.com 上訂購）。下面是我家自用的三組彈力帶：

i. 阻力小：黃色的 SPRI Deluxe Xertub 彈力帶
ii. 阻力中等：綠色的 SPRI Deluxe Xertub 彈力帶
iii. 阻力大：紅色的 SPRI Deluxe Xertub 彈力帶

c. 健身滑盤：如果你不知道滑盤這個訓練器材，聽到以下敘述可能會覺得有點瘋狂：它可是實現各種健身目標的絕佳工具，可以用來練有氧、練力量，也可以訓練平衡感和穩定度，甚至柔軟度也可以練。這類的訓練動作很簡單，基本上只要將其中一隻腳或一隻手放在滑盤上進行各種滑動動作，就可以達到訓練效果。你可以使用以下工具進行訓練：

i.   滑盤：這裡是指由「Gliding Discs ™」所製造的滑盤，你可以從 amazon.
com 訂購，只需搜尋「gliding discs」就可以找到它們生產的紫色滑盤。這
種滑盤主要分為兩類，一類用於地毯，另一類用於硬木地板（兩類的製成
材料不同）。（譯註：在台灣可以搜尋「健身滑盤」找到各種替代品牌。）

ii. 毛巾：如果你是在硬木地板進行訓練，可以直接使用小毛巾，但要小心，
它們的缺點是滑動太快，所以要特別注意安全。

iii. 紙盤子：如果你是在地毯上進行訓練，可以嘗試用紙盤子。

設定你的目標

在開始一個運動或訓練計畫之前，最重要的一點是，先設定你想要完成的目標。
目標可以設定許多個（例如你想透過這個訓練計畫變得更健康、變得更強壯或減重），
但必須夠明確具體，否則你怎麼知道自己是否達到目標了呢？

這就是為什麼我認為設定一個符合 S.M.A.R.T. 原則的目標很重要。

所謂「符合 S.M.A.R.T. 原則的目標」應該要：

● 夠具體（Specific）—— 也許你的目標是改善你的「平衡感」，但你必須更具
體地把平衡感的訓練目標定出來。像是穿襪子時也能單腳站立，或是下樓時變
得更有自信。你需要更具體說明你想要實現的目標。

● 可衡量（Measurable）—— 在設定目標時，你要確認目標是可量化的。如果你
想減重，你可以用體重計來量化自己的進度，但如果有些目標無法具體量化怎
麼辦？這時你要調整，一個好的目標最好可以輕易量化，像是「一週要練幾次」
就很棒。

● 可實現（Attainable）—— 設定長期目標很好，但也要設定短期可以達到的目
標。像是你現在就可以開始做到的事有哪些？也許你未來的目標是一週練五

天，但剛開始比較容易實現的目標可能是一週練 2 到 3 次。或甚至從一週 1 次開始也很好，目標愈簡單，你愈容易成功達標，成功的次數愈多，你完成目標的決心也將愈發堅定。

● 跟生活品質相關（Relevant）── 你的目標最好和你當下在意的事情之間有關。例如你的目標是減肥，但減肥只是手段，你應該要關注的目標是變得更強健，或是更具獨立自主的生活能力。你的目標應該要跟改善你的生活品質密切相關。

● 有時限（Time-bound）── 設定目標要注意的最後一點是完成時間表。本書的力量訓練計畫是十二週，每個階段都有特定的訓練目標，若能直接使用此課表，會是很好的開始。

設定的目標若太模糊會很容易拖延。例如「一週健走 2 次」這個目標就不夠明確。如果你把目標設定為「每週一和週三早上八點半要到當地的購物中心健走」，會比較容易達成且持續執行。

追蹤你的進度

要知道運動計畫成效的唯一方法，是定期追蹤你的進度。你可以簡單製作一份自己的訓練日誌，只需寫下每週的練習動作、每次做多重，以及每個動作在訓練當下的感覺。

除了記錄每次課表和使用的重量等，你也可以透過其他方式進行追蹤。

例如掛在牆上的日曆可以讓你直觀地了解進度。有訓練的日子就在日曆上簡單做個標記，透過這些記號，你可以實際看到自己持續訓練的過程。

簡單記錄你的健康、體能狀況、當下的作為與感受都會有幫助。比方說，如果你錯過了某次訓練，你或許可以從過去的訓練日誌中找到一些線索。有時你可能會因為痠痛而錯過課表，這通常表示你需要更多休息與恢復的時間。

你也可以在網路上找到各種免費下載的健身進度追蹤表單,或是在訓練時帶上便條紙和一枝筆。

還有一些線上和智慧型手機的 APP 工具可幫助你追蹤訓練進度,其中有許多是免費的服務。例如「My Fitness Pal」[1]。它在電腦或手機上都可以使用,不只記錄運動與訓練的情況,還可以追蹤你的飲食和營養,甚至能掃描食物的條碼來查找營養成分。

另一個免費網站是「FitWatch」[2],你可以在這個網站中找到追蹤和計算工具,以及更多關於健康和健身的資訊。

選擇一個適合自己的系統並養成每天記錄的習慣。看見自己的進度並感謝自己的努力是會帶來力量的。

不小心中斷訓練怎麼辦?

生活中不可避免會發生一些意外,干擾你的訓練,使你無法順利完成課表。有各式各樣的事情會使我們偏離既定的軌道,有許多是出乎你意料的,像是:

● 生病。
● 受傷。
● 人生中較大的變動,例如換工作、結婚、失去親人。
● 搬家。
● 家庭責任。
● 天氣。

---

1 網址:https://www.myfitnesspal.com/
2 網址:https://www.fitwatch.com/

● 厭倦。
● 疲勞。

　　清單還可以繼續列下去，但重要的是，你要了解這是正常的，訓練過程中要學習接受現實，知道哪些可以做，哪些不能做。我們不可能一直都是完美的，中斷訓練是必然會發生的，關鍵是盡快恢復訓練。

　　儘管只是採取一個小小的行動，也能幫你重回規律的運動生活。重新回到訓練時不要直接執行一套完整的課表，先從一些很簡單的事情開始，比如散步、做做熱身運動或是多走一些樓梯。

　　有時我們會出於某些原因偏離軌道，但沒有理由不能回歸正軌。你只要朝著正軌的方向做一件小事，就會再次找到前進的動力。

負重選擇的建議

　　雖然我在訓練計畫中針對不同的動作提出不同的負重建議，但你還是要知道，每個人該使用的重量都不一樣。

　　肌力訓練專家通常會使用「只能反覆一次的最大重量百分比」（1RM%）來設定強度，1RM 是指某個動作只能完整做一次的最大重量，也就是你這個動作所能負荷的最大重量，你即可以用 1RM 的百分比來找出更多次數下你所需要的訓練負重。

　　對大多數樂齡朋友來說，一次舉起一個非常大的重量並不安全。建議選擇一個你能反覆多次的重量，並在訓練的過程中注意身體的反應。

　　假設你選了一個動作和重量，設定的反覆次數是 10 次，這是很典型的肌力訓練課表。如果你做到第十次時感覺還可以做更多，這是一個好跡象，代表這個動作的重量還可以增加。

　　如果你要在動作或姿勢走樣的情況下才能完成所有的次數，那意味著你可能需要減輕負重。

要記住：每天的狀況都不一樣。有時你感覺精力充沛，也許可以做更多訓練，但有時卻覺得狀況很差。

如果你有寫訓練日誌，就可以追蹤之前的負重和當時訓練的感覺。

另一件你要知道的是：如果你是阻力訓練的初學者，不論阻力有多少，任何形式的訓練都會獲得進步。你給身體添加的任何挑戰都會刺激肌肉生長，尤其是你剛開始訓練的時候，進步會特別明顯。

訓練時與其擔心自己舉的重量有多少，不如專注在姿勢與動作的正確性上。

訓練後的肌肉痠痛與休息日

另一個需關注的是訓練後的痠痛。從事任何新活動（包括平常的運動和力量訓練）之後感到痠痛是很正常的，本書的訓練計畫旨在讓你以輕鬆的方式進行力量訓練，使你循序漸進地進步，這有助於舒緩痠痛。然而，你還是要有心理準備，身體在訓練後一定會變得比較僵硬。要使肌肉成長的唯一方式是，給肌肉施壓超過它們的舒適圈。

這樣做時，我們的肌肉會經過適應並長出更壯的肌纖維。在經歷新訓練的兩三天後，我們時常會發生「延遲性肌肉痠痛」（delayed onset muscle soreness，簡稱DOMS），這是肌肉成長的一部分。

回想一下，如果你很久沒有整理院子，你在院子裡忙活一整天之後隔天的身體感覺如何。任何活動，只要有一段時間沒做，都可能讓你感到痠痛和疲倦，阻力訓練也是如此。

延遲性肌肉痠痛的症狀

● 肌肉可能會變得很敏感，觸碰會痛。
● 移動時可能會感到僵硬和痠痛，尤其是坐了一段時間後。
● 肌肉會有些腫脹。
● 肌肉疲勞。

訓練當下，肌肉有些灼熱感是正常的，這表示你的肌肉正在工作，這種灼熱感應該會在你完成訓練時消失。延遲性肌肉痠痛不同於這種灼熱感，它通常需要十二小時以上才會出現，很多人是在訓練後四十八小時才覺得最痛苦。

痠痛時如何處理

有些痠痛是訓練後必然會發生的，而且在大多數情況下，等待它自己消失是最好的辦法。你當然也可以嘗試其他主動處理方式，例如：

- 服用非處方止痛藥，例如「布洛芬」（ibuprofen）[3]。服用任何藥物前，一定要先跟醫生討論。
- 可以使用鎮痛乳膏，例如 Bengay 外用鎮痛乳膏或是 Sombra 天然止痛凝膠。
- 泡熱水澡或用熱水淋浴。
- 按摩。

即使你感到痠痛，仍可繼續運動。使肌肉保持溫暖雖然不會加速肌肉修復的過程，但會幫助你的感覺變好。請記住，如果你在訓練後痠痛到幾乎動彈不得，很可能是練過頭了，下次應該要減少負重和訓練量。

---

3 布洛芬是一種非類固醇抗炎藥（NSAID），功用在於阻止身體產生某些會引起發炎的物質。這種效果有助於減少腫脹、疼痛或發燒。

休息日

休息和訓練一樣重要。訓練是刺激，肌肉的成長主要發生在休息日。

休息日並不意味著什麼事都不能做。事實上，做一些緩和運動會有幫助。因為你的肌肉需要循環系統為它帶來營養，所以從事一些輕度運動實際上有助於加速恢復與變強的過程。

決定你需要多少休息時間的因素很多，包括體適能程度、年齡、睡眠習慣以及有沒有參加其他活動，這些都會影響你的恢復時間。

雖然在本書的訓練計畫中已安排特定的休息日，但重要的是，你要先知道休息對你的幫助何在。所以當你感到非常痠痛時，請考慮多休息一兩天，等痠痛消失後再重返訓練。

我們最不希望發生的是練過頭，造成受傷或過度訓練，使你要休息很長一段時間才能復原。但如果不是疼痛發炎，只是因疲勞造成的肌肉僵硬，而非疼痛，此時做一些輕度運動是沒問題的。

在休息日做一些輕度的有氧運動，是保持活力和加速體內血液流動的好方法。

疼痛 vs. 不舒服

關於訓練你可能聽過很多的「說法」，像是「沒有痛苦，就沒有收穫」。但是在健身世界裡，重訓所需的努力跟痛苦之間差別很大，兩者並不相等。

是的，當你把重量舉起來時肌肉可能會有灼熱感，停止訓練時那種感覺就會消失，這是很正常的現象。但是運動過程中感到疼痛卻是另一回事，這代表你的身體不喜歡你正在做的運動。

如果你在訓練過程中感到關節有任何劇烈的疼痛，代表你要立即改變動作模式，或是直接跳過這個動作。

其他需要特別注意的問題是「慢性疼痛」，例如肌腱炎。這種發炎的疼痛可能是在訓練中發生，也可能發生在訓練之後。發炎的疼痛可能是因為過度使用，也可能是

其他原因造成的。若你有這種慢性或長期的疼痛症狀，應該在繼續訓練前先跟醫生確認怎麼處理。

　　訓練過程中如果感覺不對勁，請選擇比較穩妥的做法，也就是立即停止動作。你需要一段時間，才有能力分辨一般可以忍耐的「不適感」跟需要醫生介入處理的「受傷與疼痛」之間的差別，所以要有耐心，循序漸進地去觀察身體的變化，剛開始只要覺得哪裡怪怪的就立刻停下來吧。

第 **5** 章
給樂齡朋友的運動指南

現今政府和其他機構總是喜歡用數據來告訴我們，需要多少運動量才能保持健康和減重。樂齡朋友當然也不例外，但當你想遵循這些「規則」並試著把它們融入生活時，可能會令你感到十分困惑。

美國疾病預防與健康促進辦公室（ODPHP）會定期更新「美國人體育活動指南」（Physical Activity Guidelines for Americans），會根據年齡和體適能程度進行分組。你可以在 ODPHP 的官方網站[4] 上找到最新版的指南。

我將對這份指南進行拆解，以便你了解其內容，才知道如何根據你的情況來調整。每個人都是不同的，我們的起點也不同。

這份指南只是把我們運動目標的粗略輪廓描繪出來，你不用牢牢死守。請記住，這是你的身體，你比任何人都更了解，所以訓練過程中感覺不對時，永遠不要害怕去調整它。

此外，我們要知道這份指南中並沒有考慮到每個人的體適能程度。例如，下面建議每週應訓練 2.5 ～ 5 小時。如果你已經訓練一段時間了，這可能是一個很好的努力目標；但如果你是新手，可能需要從每天 10 分鐘開始，然後再逐步增加。

---

4 ODPHP 官網上釋出的最新版「美國人體育活動指南」：https://health.gov/paguidelines/second-edition/

樂齡朋友的運動指南	
一般的運動建議	✔ 每週訓練 2.5 ～ 5 小時。但如果你的身體有一些狀況可能會妨礙你的運動能力，就應量力而為，在身體不佳的情況下，你能做的是「盡量避免久坐」。
有氧運動 （像是走路、游泳、騎單車）	✔ 專家建議一週至少要從事中等強度的有氧運動 3 次，如果你已經規律地運動了，可以在這 3 次中混合「5 級的中等強度」和「7 到 8 級的高強度」訓練課表（最低是 1 級，最高強度是 10 級）。
肌力訓練	✔ 每週 2 次針對人體的主要肌群進行訓練。
柔軟度訓練	✔ 每週至少 2 到 3 次進行規律的柔軟度訓練，可以提高關節活動的自由度，藉此降低你受傷的風險。

接下來我們將對這份指南進行拆解，讓你能在現實生活中運用。

有氧運動

雖然本書比較關注力量訓練，但有氧運動也很重要，它是使我們變強與保持行動力的關鍵要素。你可能會以為有氧運動勢必要有一定的強度，你想到的可能是跑步、跳躍或高強度的間歇訓練，但任何運動只要在有節奏的動作中維持相對較長的時間，就可以達到有氧訓練的效果。

你可以從下面列出的活動中進行選擇：

● 走路。
● 慢跑。
● 跑步。
● 網球。
● 匹克球（Pickleball）。

- 籃球。
- 游泳。
- 騎自行車。
- 繁重的庭院工作或家務（例如除草、耙樹葉或拖地）。
- 健行。
- 瑜伽（包括流瑜伽 Vinyasa Yoga 或力量瑜伽 Power Yoga）。
- 跳舞。
- 有氧運動課程。

其實我們的日常生活中很常從事有氧運動，像是在公園追著小孩（或孫子）跑，或是在後院跟孩子扔球一段時間，都可以視為有氧運動。

有氧運動的強度並不高，它只是略微超出你體適能水平的「舒適圈」。

下面我們把強度分為一到十級：

強度等級	自我感覺
第 1 級	像是看電視般很悠哉地閒晃，感覺很好。
第 2 級	只是隨意動一動，感覺不錯。
第 3 級	感覺是在悠閒地散步或閒逛，很輕鬆，這個強度可能動一整天都沒問題。
第 4 級	移動速度變快，很快就會開始流汗。開始接近運動狀態了。
第 5 級	當下覺得自己在運動，但只稍微超出「舒適圈」一點點，可以正常說話，感覺還好。
第 6 級	此時離舒適圈更遠了，感覺更費力，但還是可以說話，只是變困難許多。現在我感覺自己完全投入運動狀態中。
第 7 級	還撐得住！此時雖然在大口喘氣，但還可以說話，不過只能說一些簡短的句子。
第 8 級	這個強度已經氣喘吁吁，只能維持很短的時間。如果在這個情況下一定要說話，頂多只能說一兩個字。
第 9 級	完全無法說話！覺得自己快要不行了！
第 10 級	快要死掉的感覺！

很明顯，上面這個自覺量表不是很正式，並非官方版本，但它可以讓你了解「運動強度的感覺」，以及你當前所在的強度。如果想提升有氧能力，建議你鎖定第 5 或第 6 級的中等強度來訓練。

比方說，你要去走路。要達到第 5 級強度，可以想像自己為了趕上遠處的公車，所以要走很快，但你的膝蓋不舒服所以不想用跑的。這個強度會稍微超出你的「舒適圈」一些，但還不至於讓你感到討厭的地步。

進階的訓練者可以選擇更高的強度，例如快走、跑步或高強度的間歇訓練，強度將拉高到第 7 或第 8 級左右，甚至有時可以提高到第 9 級，但這要看你正在進行什麼運動。

有氧訓練的重點是可以使你的心臟變強壯、增加你的精力和耐力，如果你想減掉幾磅體重，有氧訓練還能多燃燒一些卡路里。如果你是初學者，或者你才剛剛開始運動，你可以先從輕強度的走路開始，每週進行 2 到 3 次，每次只走 5 到 10 分鐘，隨著你的體能變好、身體變強，慢慢增加步行時間。

「美國人體育活動指南」上建議每週要運動 150 ～ 300 分鐘，若每天運動，換算下來每天大約要運動 20 ～ 40 分鐘。雖然它這樣寫，但一開始最好不要太嚴格，先從你舒服的感覺開始。就算 5 分鐘也算數。

肌力訓練

現在，我們將探討你即將執行的十二週訓練計畫中的重要細節。首先，我們很快地概要說明一下力量訓練的要點，使你了解接下來會發生什麼事情。

我們前面已經談過力量訓練的好處，但該練些什麼？多久練一次？這份訓練計畫會明明白白告訴你。雖然課表寫得很清楚，但你還是可以先了解一下 ODPHP 所提供的資訊，多清楚一些基礎知識可以讓你在開始訓練前做好準備。

肌力訓練的主要概念，就是讓你的肌肉比以往用更多力。其實，你可能已經多次經歷過這種情況，例如季節轉變時，你會做一些好幾個月沒做過的事情，像是園藝或

鏟雪。

　　肌肉在短期的超負荷狀態下會導致一些痠痛，但從長遠來看，會使你的肌肉變得更精實。下面是肌力訓練時的通用準則：

- 強化肌肉的活動，包括舉重、使用彈力帶、徒手運動、繁重的園藝工作或是頻繁搬運重物。
- 為了獲得最大的訓練效益，你應該專注在主要肌群的訓練上，包括胸部、背部與肩膀肌群、二頭肌、三頭肌、下半身和核心肌群。
- 你的目標是每週至少舉重兩天，不要連續練，中間至少要隔幾天讓身體有時間恢復。
- 每個練習動作需要練 1 ～ 3 組，每組反覆 8 ～ 16 次。「組數」是指同一個動作總共要連續幾個循環；「反覆次數」則是指每個動作在同一個循環中要重複做幾次。舉例來說，如果把一個重量舉起來再放下，總共反覆 10 次後休息，那代表你已經完成了 1 組 10 次。你在整份訓練計畫中會很常看到，組數在先，反覆次數在後，中間會以乘號來表示。例如「1 x 10」表示的是「總計 1 組，每組反覆 10 次」。
- 當你變得更強壯時，應該增加重量，或者肌力訓練日再多增加一天。

　　你將在本書的其他部分學到更多跟肌力訓練相關的知識，我們的目標是使你在完成這份訓練計畫之後，知道如何運用肌力訓練課表內的不同元素。這些原則將在你完成這份課表後繼續發揮指導的效果，讓你能夠持續進步。

柔軟度訓練

　　維持活動力的另一塊拼圖是「柔軟度」。它會隨著年紀增長而下降，通常是因為肌肉縮水造成的，這可能會減少關節活動度。

柔軟度與關節活動度密切相關。髖關節是一個很好的例子。你可以想像一下，把右膝向上抬到臀部的高度後還能將膝蓋順利向右轉，如果你能做到，代表你髖關節的活動度很好。

但還是有很多因素會導致缺乏活動度，例如：

● 基因——有些人特別柔軟，僅僅是因為他們繼承了父母柔軟的基因。
● 關節結構——關節的結構是我們無法控制的，如果天生有結構上的限制，就會限制我們的活動度。
● 結締組織——韌帶、肌腱和肌肉的柔軟度，會影響關節的移動方式和可彎曲範圍。
● 力量——另一個很重要的部分是拮抗肌的力量。拮抗肌是指與主動肌相對的肌群，主動肌收縮時，拮抗肌則被拉長。例如肱二頭肌彎舉這個動作，二頭肌是主動肌，背面的三頭肌則是拮抗肌。再舉個例子：如果你的股四頭肌（大腿前側）很緊繃，可能會阻礙大腿後側膕繩肌的柔軟度。所以我們需要同時訓練身體前後兩側的柔軟度，效果會比較顯著。

柔軟度是很多能力的基礎，所以很重要（已安排在本書訓練計畫中）。努力提高柔軟度將有助於減少導致平衡問題的某些因素。訓練柔軟度很重要的另一個原因是，這些動作可以增加關節的滑液。這不只可以使你身體的活動空間變大，還可以減緩關節的退化。

平衡訓練

預防跌倒對所有人都很重要，尤其是樂齡朋友。下面的統計數據也許會讓你有所啟發。美國老齡化理事會（National Council on Aging，簡稱 NCOA）發現：

- 跌倒是年長者致命和非致命傷害的主要原因。
- 跌倒每年造成超過 280 萬人受傷。
- 跌倒在二〇一五年造成的傷害成本超過 500 億美元。

跌倒會使樂齡朋友付出許多情感與心理上的代價，很多人心理有陰影，害怕跌倒的心理對樂齡朋友會產生巨大的影響。愈來愈多的年長者因害怕跌倒而限制了日常活動，這只會加劇身體能力進一步下降。

限制身體活動的影響遠不止生理上的影響。當你害怕跌倒，甚至擔心上下車會發生意外，你可能會不敢出門，更多時間待在家裡。這會進一步導致社交孤立、憂鬱和無助感。

重點是你要先知道：跌倒並不是我們變老後一定會發生的事。事實上，我們可以通過學習訓練和照顧身體的方式來控制，這也是這份為期十二週的訓練計畫中很重要的一部分。

平衡問題是許多成年人尋求醫生幫助的原因之一，因為平衡感不好會影響生活的方方面面，例如我們在日常生活中會希望：

- 走路不蹣跚或跌倒。
- 坐下和從椅子上起身不跌倒。
- 爬樓梯不絆倒。
- 彎腰不跌倒。

良好的平衡對於保持健康和日常生活的獨立性非常重要，這就是為什麼我們要將平衡訓練融入日常生活中。導致平衡感出問題的原因可能有很多，最好跟醫生討論以確定其原因，高血壓、耳朵感染、中風或多發性硬化症等都會導致平衡感出問題。

如果你的身體沒有任何問題，平衡訓練仍是你日常活動中非常重要的一部分。在練平衡感時，我們也會訓練到平時較少關注的身體部位，像是將關節連接在一起的肌

腱與韌帶，還有一些小肌肉有助於我們保持穩定。腳掌、腳踝和膝蓋附近的肌肉和結締組織，在維持我們的活動力和健康上扮演至關重要的角色。本書中的平衡練習將協助你在安全的環境中訓練這些部位，促進你保持身體強健和維持獨立生活的能力。

核心訓練

　　想要以健康的方式變老，另一個重點是為你的身體提供穩固的基礎。那個基礎是你的「核心」。你的核心不僅是在腹部，繞著軀幹一圈的部分都算核心，你可以把「核心」想像成繞著太陽旋轉的各個身體部位，只要它愈強，你身體的其他部分也會跟著愈強。那麼，核心是什麼？

　　很多人以為核心只包括腹肌，但實際上它不僅包括腹部外層的肌肉，還包括腹部內裡和背部的肌肉：

● 腹直肌——如果你聽說過「六塊腹肌」，你一定就知道腹直肌的部位。這些肌肉負責軀幹向前彎曲的動作，你做仰臥起坐時主要就是動用這些肌肉。

● 腹橫肌——這有點像腹直肌底下的一塊祕密肌肉，它包裹著你的脊椎。你可以想像如果有人要打你的肚子，這塊肌肉就會收縮以保護你和你的脊椎。當你練「棒式」（你將在本書的課表中練到這個動作）時就是在強化腹橫肌。

● 腹斜肌——腹內斜肌和腹外斜肌，它們位於腰部的兩側，是你的軀幹在轉動和向兩側彎曲時會用到的肌肉。

● 豎脊肌——這指的是背部沿著脊柱兩側向下延伸的小肌肉。這些肌肉負責協助你的脊椎伸直以及向前或向後彎曲。如果你做過家務或園藝，肯定會感覺到這些肌肉的存在。

　　上述這些肌群是很多動作的動力來源。核心穩定是我們訓練的重點之一，核心穩定了，我們移動身體其他部位的同時，才能將脊柱保持在正確的位置上。

我們大多數人都曾躺在地上做仰臥起坐，但強化核心的方法有很多，在本書的訓練計畫中你就會學到。

在十二週的訓練計畫中，會特別針對核心做訓練，也會進行一般性的肌力練習。這些常見的肌力動作也需要核心參與，它們是以功能性的方式來輔助身體完成動作，就像現實生活一樣。

所有這些訓練——力量訓練、平衡訓練、核心訓練和柔軟度訓練——都可以幫助你建立一個更強壯、更具韌性的身體，使你足以面對生活中可能遭遇的大部分事情。

專注姿勢

在訓練的拼圖中，非常重要的一部分是訓練時維持良好的姿勢。事實上，你在訓練時的「姿勢」，遠比所有其他部分還要重要，但這是什麼意思？

每個練習動作都不一樣，後面我們會針對每個動作詳細說明，但不論是哪一個動作，都要遵循一些基本原則：

● 良好的姿勢：無論是坐著還是站立，都應以良好的姿勢展開每個練習動作。其中包括：

　》 不論坐姿或站姿，身體都要打直，好像你的頭被一根繩子拴著，把你拉向天花板。

　》 如果是站姿，雙腳分開與臀部同寬，並保持膝蓋微彎，這可為你的移動奠定堅實基礎。

● 穩定的核心：如前所述，核心穩定是每項運動的重要組成部分。幾乎所有動作都源自軀幹，包括你的腹肌、背部和骨盆區域。維持穩定核心是指：在做任何動作之前都要使核心形成穩定的支撐部位。當你滿足穩定支撐的需求之後，就能保護你在練習中免於運動傷害，並使你的練習動作發揮最大的效果。不僅如此，穩定的核心還能幫助你保持平衡，所以這對平衡練習也有很大幫助。

- 專注動作：每項練習動作參與的肌肉很多，但都會有某些主要的作用肌群。一般來說，會希望你將注意力集中於正在訓練的主要肌群上，盡量避免運用動量（momentum）或擺盪的方式來舉起重量。

- 保護關節：維持良好姿勢的另一大關鍵是保護你的關節。這句話中有許多不同的細節，每一個動作要注意的重點也不同，但有一些通用的目標，包括：

  » 關節保持微彎 —— 在許多練習動作中，你的四肢需要向上、過頭、向兩側或其他方向抬起。在絕大多數的情況下，不希望你的關節是打直鎖死的，這會對它們施加壓力。為了避免這種情況，後續許多練習的指導說明中會不斷提醒你保持關節微彎。

  » 避免對膝蓋施加過大壓力 —— 有些練習運動如果操作不當，可能會導致膝蓋疼痛，尤其是像深蹲、弓步和其他膝蓋會有大幅度彎曲的動作。大部分的動作，我們希望你把重量放在腳後跟上，並避免膝蓋彎曲時超過腳尖太遠。因為膝蓋向前突出太多時，會使它們承受更多的壓力，從而導致疼痛和不適。

  » 使關節保持好的排列 —— 另一項我們要注意的是，確定關節沒有朝錯誤的方向移動。想想彎腰撿東西這個動作，如果你的膝蓋向外側突出而不是直接向前……你很可能會受傷。在訓練時中特別注意這一點可以避免運動傷害。

第 **6** 章

這份訓練計畫
是如何運作的？

設計這份為期十二週的訓練計畫時，我將注意力放在體適能各方面的重要能力上，包括力量、耐力、平衡與柔軟度，主要的想法是盡可能為你帶來最大的訓練效益。

這份計畫的目標旨在以安全、健康的方式逐漸提高你的體適能，使你能在感覺身體狀況良好的情況下完善課表中的練習動作。在這份訓練計畫中，你將執行四種不同類型的課表，包括：

● 動態熱身課表——設計這些動作的目的，是幫你的身體在面對比較有強度的主課表前先做好準備，裡面也有一些模擬主課表中的動作，但強度比較低。
● 肌力訓練課表——肌力訓練的器材與課表會隨著計畫的推進而改變，這是為了分別訓練身體各部位的主要肌群。每次的課表都會特別著重於把全身性的力量轉化為日常活動所需的能力。
● 核心與平衡訓練課表——動作以核心肌群的訓練為目標，包括腹部、骨盆和背部的所有肌肉。平衡練習可以幫助你提高活動度和穩定度，這也將轉化為日常生活中的活動能力。
● 柔軟度訓練課表——其中的伸展動作簡單易做，可隨時隨地進行，目的是幫助你放鬆並改善身體的活動範圍。

熱身

熱身是每次訓練中最重要的一環，它的目的是逐漸增加你的心率、加速你的循環系統並為肌肉帶來更多氧氣。它還能提前潤滑你的關節、增加身體的靈活性。這些效果不僅可以使你練得更好，還可以保護身體免於運動傷害。

溫暖與放鬆的肌肉有助於你減少疼痛和僵硬感，並更輕鬆地移動。當肌肉溫暖時身體的活動度會更好。此外，熱身不僅可以幫助身體準備好，也可使你的心理為即將到來的訓練做好準備。

這 10 分鐘的熱身包括 8 個全身性的動作，使用的重量非常輕。這些動作是為了讓你的身體能準備好面對強度較大的肌力訓練課表。

熱身中包括一些類似主課表的訓練動作，也是為了讓你在正式訓練前預做準備。練習這份課表的過程中，如果你想改變熱身方式是可以的，例如進行一些輕度有氧運動：走路、騎自行車或有氧健身操。

概念是透過一些有節奏的運動，讓你的肌肉變溫暖、變柔軟，使你感覺準備好訓練了！

如果你不依照書中的熱身課表練，想要自己做熱身也是可以的，但請至少持續 5 分鐘，並且確定強度夠輕鬆，隨著時間逐漸增加，讓你的身體感覺溫暖並覺得準備好訓練了。

肌力訓練

課表皆從全身性力量訓練動作開始，安排的動作模式多變化，不只是像「蹲」與「抬」這種單純模擬日常的動作，我們還設計不少能幫助你建立穩固基礎的動作，使身體有穩定的支撐可以完成訓練和日常活動。

課表的設定是以較輕鬆的強度開始進行肌力訓練，旨在讓你有時間完善各種不同的運動模式，並逐漸對挑戰身體與使用不同訓練器材感到自在。

課表的內容包含 10 個以上的動作，會使用一些阻力，例如啞鈴或彈力帶；也有一些不用器材的徒手動作。動作設計針對身體的主要肌群，包括胸部、背部、肩膀、手臂和腿部。我們建議的肌力訓練頻率是一週 2 次，中間至少間隔一天休息。

每個動作都會有特定的反覆次數和組數，數值會跟著課表的進度而改變，這樣能避免快速進入高原期。「反覆次數」指每個動作要重複做幾次；「組數」代表在相同反覆次數下總共要連續做幾個循環。

課表每兩週會換一次，你將在前一份課表的基礎上進行新一套肌力課表。訓練初期，你的重點是培養持續訓練的習慣，以及增加精實的肌肉量。

提醒一下，每兩週你都會獲得一份新的課表，所以最好能提前規畫訓練行程。

核心、平衡和柔軟度訓練

核心和平衡訓練的課表很重要，因為它可以強化身體最重要的部位。我們許多動作都源於核心，所以核心訓練很重要；而平衡感變差是每個人年紀增長後都會碰到的事。

通過這些課表的練習，你在建立更強大結締組織的同時，也訓練到身體中重要的穩定肌群。當你做每一個平衡的練習動作時，你會感覺到那些小肌肉在作用，通常是在腳掌和腳踝，它們被啟動以保持你的穩定。

你所訓練的穩定度都將轉化為現實生活中的活動能力，例如上下人行道、進出汽車或上下樓梯。

柔軟度訓練包括所有主要肌肉群的伸展運動，頻率你可以自行決定，任何時候都可以做，但建議每週至少進行 3 次。伸展動作很適合安排在肌力訓練之後。大部分的動作是坐著的，這樣比較容易放鬆，感覺也會比較好。

課表規畫

本書的課表主要包含肌力訓練、核心和平衡訓練。沒有安排課表的日子，你可以自主進行其他訓練，像是有氧運動或是一些較為積極的活動，包括：

● 走路。
● 慢跑。
● 游泳。
● 騎自行車。
● 庭院工作。
● 家務。
● 伸展。

如果肌肉痠痛而且感覺很疲憊，課表以外的日子就應該是好好休息的時間。休息日並不是完全不動，你可以做一些很簡單的活動，例如設定鬧鐘每小時提醒一次，鬧鐘響了就站起來四處走動並伸展一下身體。

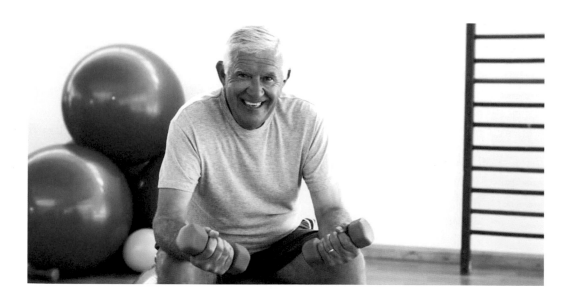

第 **7** 章

開始訓練的第一步：
熱身和柔軟度訓練

動態熱身

在每次主課表開始之前可以先執行以下的動態熱身。每個練習動作都可以雙手持握重量，但負重要輕。重量應該在 1 ～ 3 磅之間（0.45 ～ 1.36 公斤）。每個動作練一組就好。如果你感覺關節有任何的疼痛或不適，可以縮小動作的幅度，但如果怎麼調整都有疼痛感，請直接跳過這個動作。下面這些動作都可以在沒有負重（徒手）的情況下進行訓練，等到你對這些動作熟悉之後再開始負重。

注意：每個練習都有圖示和文字說明。在練每個動作之前，請先看說明，以及確認練
　　　習的組數和反覆次數。

深蹲（SQUAT）

重量持握在胸前，雙膝微彎站立。接著臀部向後向下來到深蹲姿勢。下蹲時膝蓋向前突出的幅度不要超過腳尖，壓力保持在腳跟的位置。接著站起來，再重複上述動作。

訓練量：1 組 × 10 次

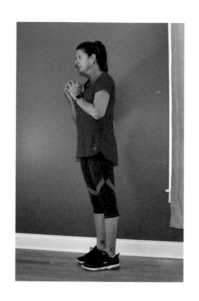 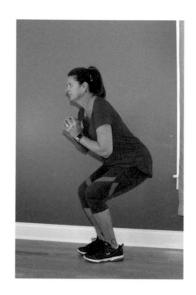

垂直伐木式（VERTICAL WOODCHOP）

　　手持一個較輕的負重，下蹲時臀部推向身後的牆面，負重此時在雙膝之間，接著站起來並把負重擺向頭頂。接著下蹲，再重複上述動作。

　　訓練量：1 組 × 10 次

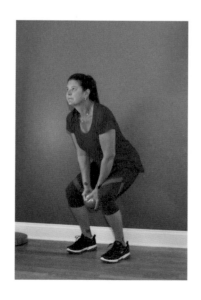 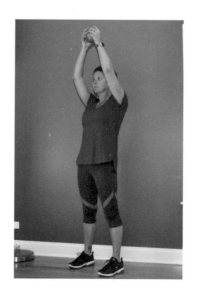

反式弓步（REVERSE LUNGE）

　　先在胸前手持一個較輕的負重，雙腳併攏站立，接著單腳向後跨一步（約 60 ～ 90 公分），屈膝下蹲，進入弓箭步的姿勢。確認自己下蹲時軀幹保持直立姿勢，前膝彎曲時膝蓋不要超過腳尖，下蹲時後膝直接朝地面靠近。回到站立姿勢後再換腳向後跨。

　　訓練量：1 組 × 16 次

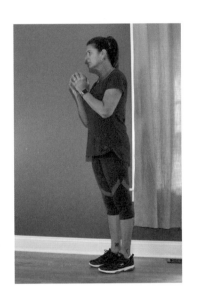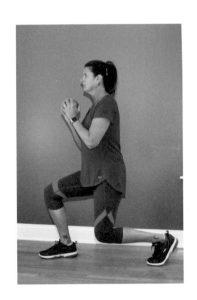

側弓步（SIDE LUNGE）

　　先在胸前手持一個較輕的負重，向右邊跨出一大步，跨出後左腿打直。接著屈右膝，臀部向後，身體向下進入側弓步。回到站立姿勢後再換腳。

　　訓練量：1 組 × 16 次

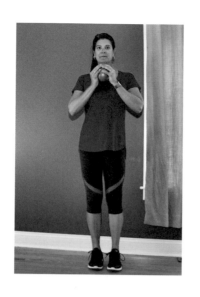
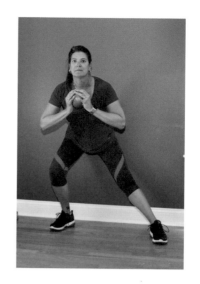

反式弓步加轉體（REVERSE LUNGE WITH ROTATION）

先在胸前手持一個較輕的負重，一開始的動作有如反式弓步，左腳向身後跨出一大步，下蹲進入弓步後，向左微轉身，接著身體轉正。回到站立姿勢後再換腳。

訓練量：1 組 × 16 次

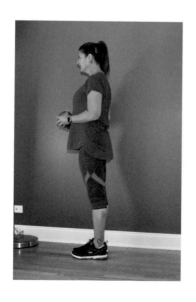
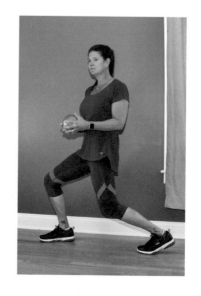

深蹲加推舉轉體（SQUAT WITH A ROTATING PRESS）

先以右手持握一個較輕的負重，屈膝臀部向後進入深蹲姿勢，負重拿在肩膀附近，接著起立，同時把負重向上推過頭並向左側轉身，下蹲再回到起始姿勢。反覆 5 次後換手。

訓練量：1 組 × 10 次

（左右手各 5 次）

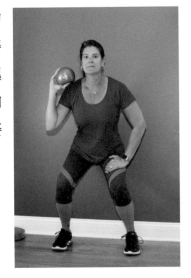
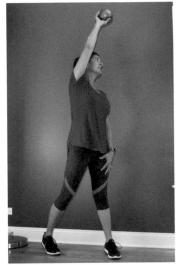

併腿深蹲加換手划船
（NARROW SQUAT WITH ALTERNATING ROWS）

先以雙手持握一較輕的負重，以雙腳併攏的姿勢站立。接著屈膝進入深蹲姿勢，此時軀幹微向前傾，臀部略微後推，雙手伸直重量在身體前方，此時背部須保持直立。維持在深蹲的姿勢，以單手划船的動作把重量收回腰際（另一隻手還是伸直在身體前方），背部收緊。接著手放下回到雙手持握重物以及雙腳併攏的站立姿勢，再重複上述動作，但在划船時改收回另一隻手，兩手反覆交替進行。

訓練量：1 組 × 16 次

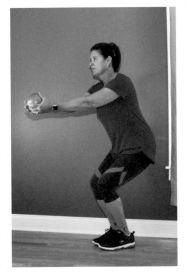
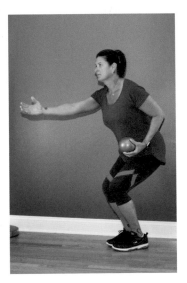

分腿站姿轉體斜向舉起負重
（SPLIT STANCE WITH CROSS-BODY ROTATION）

　　預備姿勢採用分腿站姿、前膝微彎。雙腿可以打開一些會比較好平衡。若左腳在前，請用右手持握較輕的重量，在手臂打直的情況下把負重轉移到身後，同時轉身看著它。接著把重量移回身前，反覆 5 次之後再換手，換手時要記得換另一隻腳在前。（如果你轉身看重物時會失去平衡，就不要轉身，眼睛從頭到尾都直視前方。）

　　訓練量：1 組 × 10 次（左右手各 5 次）

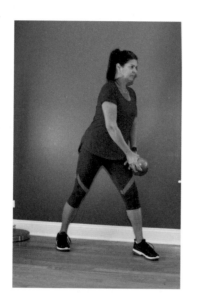 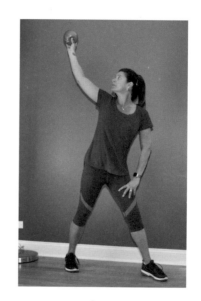

柔軟度訓練動作

　　每週可以進行 2 ～ 3 次的柔軟度訓練,可以安排在肌力訓練的主課表後進行,當作緩和收操,也可以純粹為了放鬆和提高柔軟度單獨進行。這類動作很溫和,所以可以每天做。當你會長久維持坐姿(例如看電視)時,中間可以做一些下列動作,是你保持活力的好方法。

器材需求

　　一張穩固不會滑動的椅子。

坐姿軀幹兩側伸展（SEATED TORSO STRETCH）

　　採取坐姿,身體打直,十指交握,朝著天花板伸直手臂,延展你的軀幹。先把手臂和軀幹傾向左側,這是在伸展軀幹的右側,伸展時要注意臀部不能離開椅面。維持這個姿勢 15 ～ 30 秒後再換邊伸展。

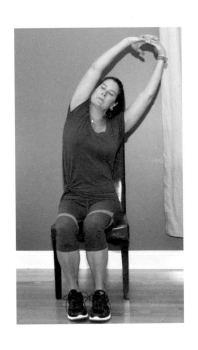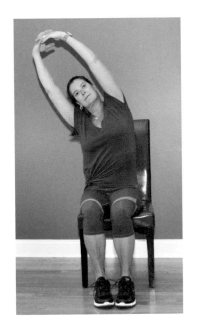

坐姿三頭肌伸展（SEATED TRICEPS STRETCH）

採取坐姿，身體打直，雙手先向上舉高，彎曲左手肘置於頭後，右手抓住左手後輕輕向右拉，感覺輕微的伸展，維持這個姿勢15 ～ 30 秒後再換邊伸展。

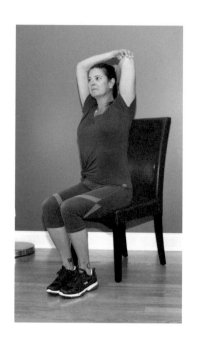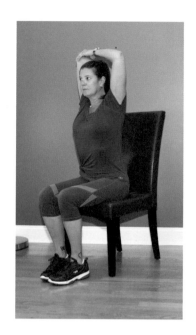

坐姿二頭肌伸展（SEATED BICEPS STRETCH）

採取坐姿，身體打直，雙手向身體外側伸直比讚，先拇指朝上，接著轉動手掌使拇指朝下，手臂微向後伸，使手臂感覺拉伸，維持這個姿勢15 ～ 30 秒。

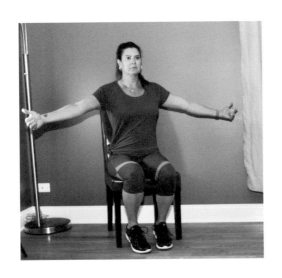 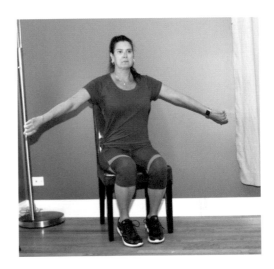

坐姿上背伸展（SEATED UPPER BACK STRETCH）

採取坐姿，身體打直，十指交握，舉手過頭，朝著天花板伸直手臂。接著手向前伸，小腹收縮的同時刻意圓背。這是在伸展上背，維持這個姿勢伸展 15 ～ 30 秒。

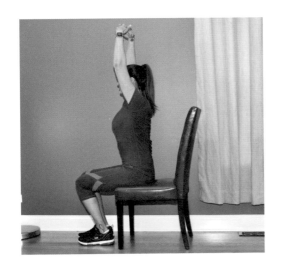 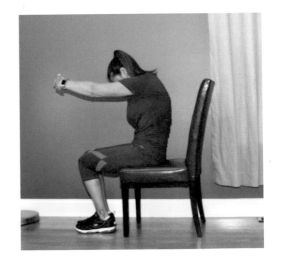

坐姿臀部伸展（SEATED HIP STRETCH）

採取坐姿，把左腳小腿掛在右大腿上，身體打直略向前傾，此時會感覺左臀有被伸展到。維持這個姿勢伸展 15 〜 30 秒之後換邊。（如果想要伸展的感覺更明顯，可以輕微地把屈腳的膝蓋向下壓。）

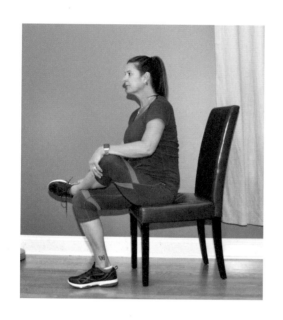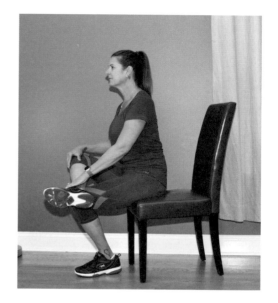

坐姿膕繩肌伸展（SEATED HAMSTRING STRETCH）

採取坐姿，身體打直，左腿向前伸直，腳尖勾向身體，腳跟撐地。在背部維持打直的情況下身體略微前傾，前傾的幅度不必太大，左腿後側有被伸展到的感覺就好。維持這個姿勢 15 〜 30 秒後再換腿伸展。

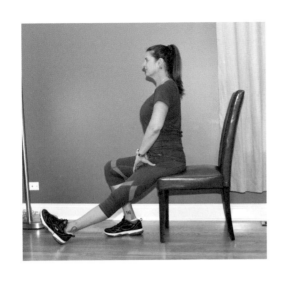
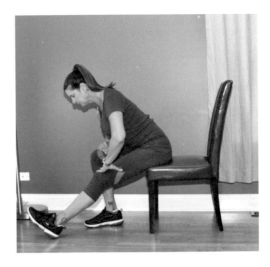

站姿髖屈肌伸展（STANDING HIP FLEXOR STRETCH）

　　左腿在後，分腿站在椅背後，保持平衡，接著下蹲，同時收縮左臀，此時會感覺左臀前側的髖屈肌被伸展。維持這個姿勢 15 ～ 30 秒後再換腿伸展。

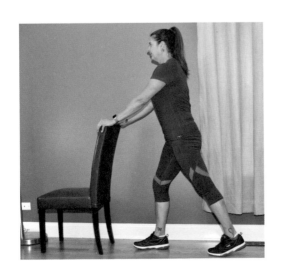
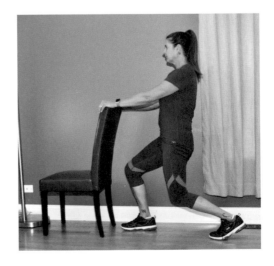

站姿貓牛式（STANDING CAT-COW）

　　先採取站姿，膝蓋微彎，雙手撐在大腿上，剛開始背部先保持打直，接著在大腿上略微施壓，同時收小腹並使上背向天花板拱起，隨後再讓背部恢復平坦。就這樣以流暢的方式使背部反覆上下移動，重複 15 次。

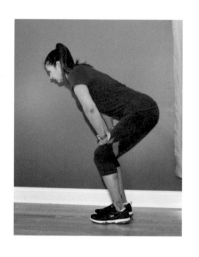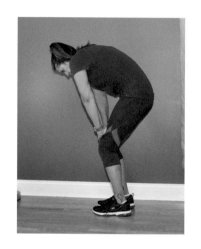

小腿伸展（CALF STRETCH）

　　右手扶牆站（或扶椅子站），左腳向後伸，膝蓋打直，左腳跟向下壓，使小腿有被伸展的感覺。維持這個姿勢 15 ～ 30 秒後再換邊伸展。

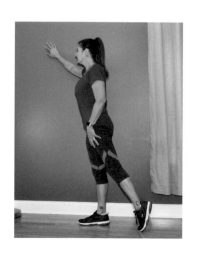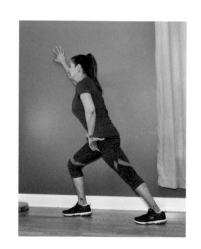

第 8 章

第一到二週：
全身力量訓練課表一

第一份主課表的目標是希望你進行這段強健之旅的過程能更放鬆。記得要從熱身課表開始，熱身可以做前一章建議的動作，也可以自主熱身。在練主課表時，請按照建議的反覆次數和組數完成每項練習動作。第一週每個動作都只做 1 組，到了第二週每個動作做 2 組，每組中間休息 10 ～ 30 秒。

器材需求

- 如果你是女性，三種量級的建議選擇如下：
  - 輕量：2 ～ 5 磅（0.9 ～ 2.3 公斤）
  - 中量：5 ～ 8 磅（2.3 ～ 3.6 公斤）
  - 重量：8 ～ 10 磅（3.6 ～ 4.5 公斤）
- 如果你是男性，三種量級的建議選擇如下：
  - 輕量：5 ～ 8 磅（2.3 ～ 3.6 公斤）
  - 中量：8 ～ 10 磅（3.6 ～ 4.5 公斤）
  - 重量：10 ～ 12 磅（4.5 ～ 5.4 公斤）
- 滑盤或其他可以在地面滑動的器材（例如毛巾或紙盤子）。
- 穩固且不會滑動的椅子。

一週七天的建議課表

- 第 1 天：全身力量訓練課表一／柔軟度訓練
- 第 2 天：全休或主動恢復
- 第 3 天：全身力量訓練課表一／柔軟度訓練
- 第 4 天：全休或主動恢復
- 第 5 天：全休或主動恢復
- 第 6 天：核心與平衡訓練課表一
- 第 7 天：柔軟度訓練

坐和站（SIT AND STANDS）

站在一張穩固的椅子前面，臀部慢慢向下向後退，直到你輕輕地坐到椅子上。坐好之後，用腳跟推地面直接向上站起來，過程中試著不要用到手的力量。

訓練量：1 組 × 16 次

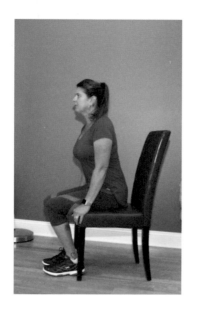 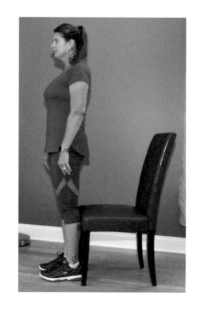

輔助弓步（ASSISTED LUNGES）

　　右手扶牆站分腿立（或扶椅背分腿站）保持平衡。右腳在前，左腳在後，兩腳相距大約 3 呎（大約 90 公分）。直接往下蹲，使後膝靠近地面，前膝前突不要超過腳尖。當你把身體推回起始姿勢時，請保持軀幹直立與小腹微收。反覆 6 次之後再換左腳在前。

　　訓練量：1 組 × 12 次（左右腳在前各弓步蹲 6 次）

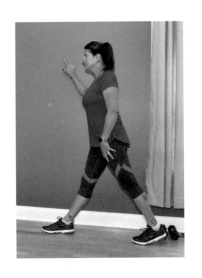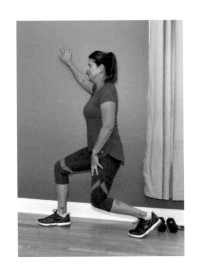

坐姿雙手划船（SEATED DOUBLE ARM ROWS）

　　坐在椅子的前緣上，雙手分別持握較輕的啞鈴，上半身前傾，背部打直，小腹微收，啞鈴垂掛在雙腿兩側，接著屈肘向上拉起啞鈴，此時背部肌群收緊。兩手向下伸直，重量放下，使啞鈴回到雙腿兩側。重複上述動作。

　　建議負重：中量（女性：2.3 ～ 3.6 公斤；男性：3.6 ～ 4.5 公斤）
　　訓練量：1 組 × 12 次

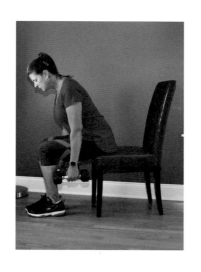
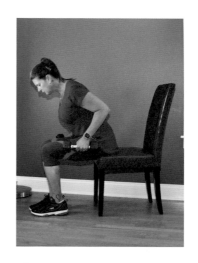

側平舉（LATERAL RAISE）

採站立姿勢，雙手持握啞鈴，身體打直，維持良好的姿勢，手臂自然下垂掌心朝內，使啞鈴懸掛在大腿外側。在手臂伸直的情況下，向身體兩側舉起啞鈴，舉到肩膀的高度。接著放下啞鈴，回到雙腿兩側。重複上述動作。

建議負重：輕量（女性：0.9 ～ 2.3 公斤；男性：2.3 ～ 3.6 公斤）

訓練量：1 組 × 12 次

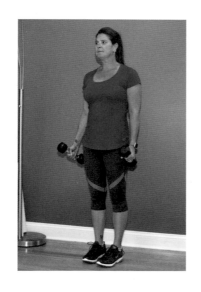
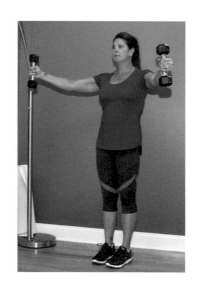

肱二頭肌彎舉（BICEPS CURL）

採站立姿勢，雙手持握啞鈴，身體打直，維持良好的姿勢，手臂自然下垂掌心朝前，使啞鈴懸掛在大腿前側。屈肘，收緊肱二頭肌，把啞鈴從身體前方向上舉到肩膀的高度。接著放下啞鈴，回到雙腿前側。重複上述動作。

建議負重：中量（女性：2.3 ～ 3.6 公斤；男性：3.6 ～ 4.5 公斤）

訓練量：1 組 × 12 次

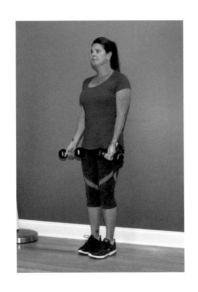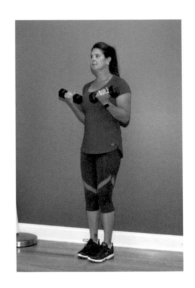

坐姿肱三頭肌屈伸（SEATED TRICEPS EXTENSIONS）

坐在一張穩固的椅子上，身體打直，雙手共握一個啞鈴，直接把啞鈴舉過頭，此時核心收緊。接著屈肘降低啞鈴高度，直到手肘呈九十度左右，啞鈴降到頭部後側。接著手臂後側用力抬起重量，回到手臂伸直、舉手過頭的姿勢。重複上述動作。

建議負重：重量（女性：3.6 ～ 4.5 公斤；男性：4.5 ～ 5.4 公斤）

訓練量：1 組 × 12 次

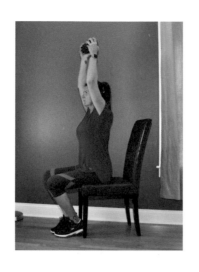 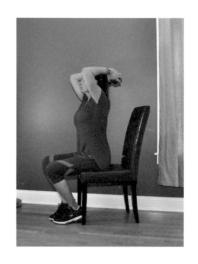

撐牆伏地挺身（WALL PUSH-UPS）

離牆兩呎站立（約 61 公分），雙手平伸撐在牆上，高度與肩平齊，兩手距離與肩同寬。接著彎曲手肘，身體前傾靠向牆面，直到你的鼻子快要碰到牆為止。過程中背部保持直立，小腹微收。接著手肘打直，把身體推回去。反覆 12 次。（你可以藉由離牆站的距離來調整難度，站得愈遠愈難。）

訓練量：1 組 × 12 次

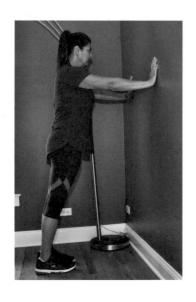 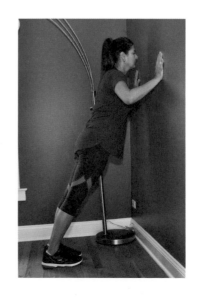

舉踵（CALF RAISES）

採自然站姿，一手叉腰、一手扶牆。以腳掌前緣為支撐點，盡可能向上舉起腳跟（此時小腿會感覺到收緊）。接著放鬆，讓腳跟回到地面上。重複上述動作。

訓練量：1 組 × 12 次

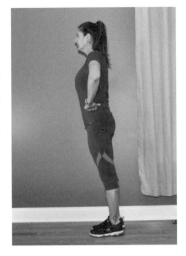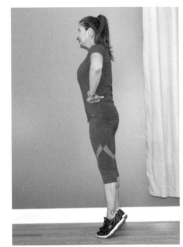

坐姿伸腿（SEATED LEG EXTENSIONS）

坐在椅子的前緣上，雙手在胸前交叉（這會增加動作難度），或是雙手放在椅子的兩側（相對容易）。伸直左腿，右腳不動，仍支撐在地上。接著左腿放下，伸直右腳，放下後算 2 次，總計重複 12 次。

訓練量：1 組 × 12 次
（左右腳各伸直 6 次）

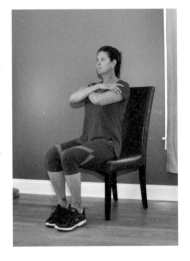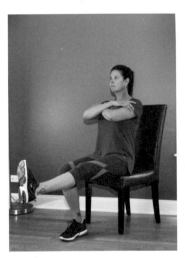

坐姿腳跟滑盤（CHAIR HEEL SLIDES）

　　坐在椅子的前緣上，腳跟放在滑盤上，勾腳尖。左腳跟下壓滑盤並向前伸直。持續下壓滑盤並將腳收回來，換右腳向前伸，收回後再換左腳向前伸。左右腳交替向前伸直總共 16 次。

　　訓練量：1 組 × 16 次（左右腳各向前伸 8 次）

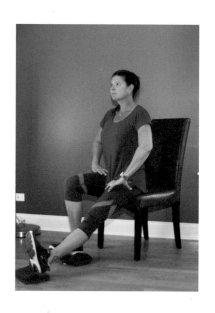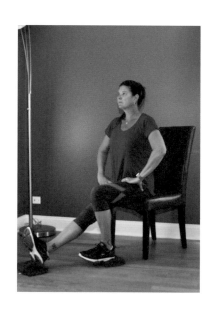

核心與平衡訓練課表一

在執行這份課表前,先進行熱身課表(第7章)。這份課表中的每個動作都有建議的完成時間或反覆次數,可留意一下。訓練過程中,當你覺得疼痛或不適,請直接跳過那個動作。

器材需求

● 一張穩固不會滑動的椅子。

● 中等重量的啞鈴。

　○ 如果你是女性,中量是指:5 ～ 8 磅(2.3 ～ 3.6 公斤)。

　○ 如果你是男性,中量是指:8 ～ 10 磅(3.6 ～ 4.5 公斤)。

站姿抬膝不動(KNEE LIFT AND HOLD)

站在椅背後面,雙手扶住椅背保持平衡站立。向上抬起左膝,保持平衡,靜止不動 30 秒。時間到了就放下來換腳,每隻腳重複 3 次。

訓練量:6 組 × 30 秒(左右腳各 3 組)

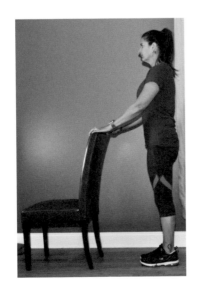 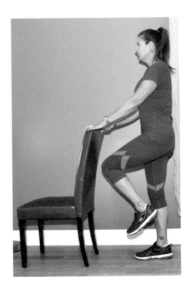

站姿單腿後伸上抬（REAR LEG LIFT）

　　站在椅背後面，右手扶住椅背保持平衡站立。在核心收緊與背部打直的情況下，左腳打直向後抬起，抬起後保持伸直且臀部收緊，接著放下來。單腳反覆上抬 8 次後，換手扶椅及換腳上抬。

　　訓練量：1 組 × 16 次（左右腳各上抬 8 次）

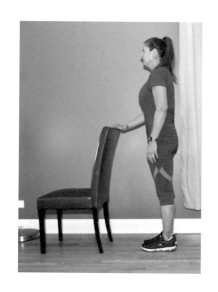 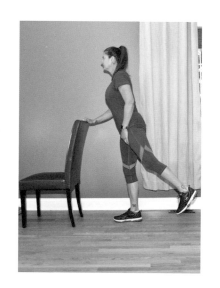

時鐘轉體延伸（CLOCK REACH）

　　站在椅背後面，右手扶住椅背保持平衡站立，抬起左膝。抬起後，膝蓋保持不動。接著左手向前平舉，指向十二點鐘方向，停一下；接著向左旋轉使手指向九點鐘方向，停一下；再向後指向六點鐘方向，停一下；轉回指向九點鐘，停一下；再轉回指向十二點鐘。整個過程是一個完整動作。完成後換左手扶椅，抬右膝，轉動右手。（注意：不論指向何方，眼睛都直視前方。）

　　訓練量：1 組 × 2 次

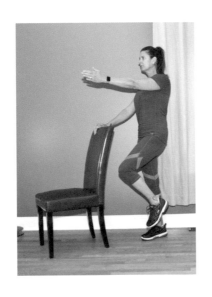
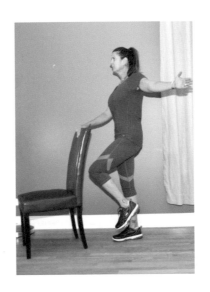

同側舉手與抬膝（SAME SIDE KNEE/ARM LIFT）

　　站在椅背後面，右手扶住椅背保持平衡站立。左手向上舉過頭，接著慢慢抬起左膝，不動維持 10 秒後才放下，單腳重複 3 次之後才換腳。

　　訓練量：1 組 × 3 次（左右腳總計各抬 30 秒）

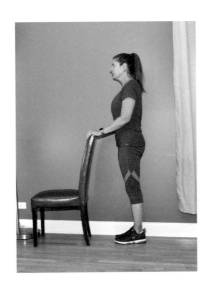
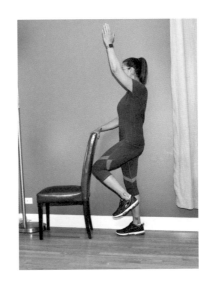

扶椅側抬腿（SIDE LEG LIFT WITH CHAIR）

站在椅背後面，右手扶住椅背保持平衡站立。先把體重轉移到右腳上，接著向外側抬起左腳，過程中左腿保持伸直狀態。上抬的高度自己控制，盡量抬高，但軀幹不能移動或傾斜。總計上抬 8 次後換腳。

訓練量：1 組 × 16 次（左右腳各抬 8 次）

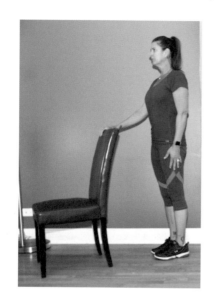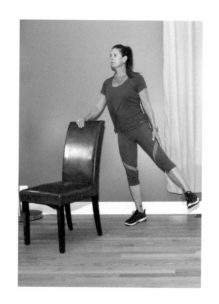

坐姿側彎（SEATED SIDE BENDS）

坐在椅子前緣上，身體保持直立，雙手輕扶後腦，手肘向外打開。在臀部不動與雙膝指向前方的情況下，頭部與身體盡可能向右傾（過程中右腰會感覺收緊），接著盡可能向左傾，這算 2 次，左右交替，總共反覆 16 次。

訓練量：1 組 × 16 次（向左向右傾各 8 次）

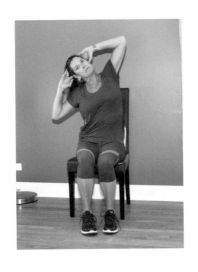
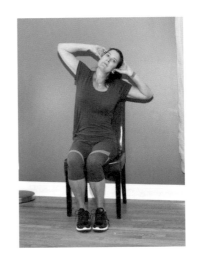

坐姿轉體（SEATED ROTATIONS）

　　坐在椅子前緣上，身體保持直立，雙手在胸前持握一個中等重量的啞鈴，手肘向外打開，使手臂與地面保持平行。在臀部不動與雙膝指向前方的情況下，頭部、軀幹與啞鈴同時盡可能向左轉動（過程中左腰會感覺收緊）。回到臉和軀幹都朝向前方的起始姿勢，接著臉和軀幹盡可能向右轉動，再回到起始姿勢。上述過程算 2 次，總計重複 16 次。

　　訓練量：1 組 × 16 次（向左向右轉身各 8 次）

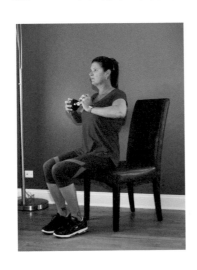
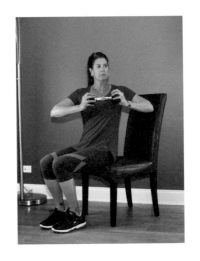

坐姿抬腿加轉體（SEATED CROSSOVER CRUNCHES）

坐在椅子前緣上，身體保持直立，雙手輕扶後腦，手肘向外打開。提起右膝，同時軀幹向右旋轉（此時右腰會感覺收緊）。右腳放下，身體回到直立姿勢。接著提起左膝，同時軀幹向左旋轉。上述過程算 2 次，總共要重複 16 次。（注意：整個過程中，手肘始終要維持張力保持打開狀態，不能放鬆指向前方。）

訓練量：1 組 × 16 次（向左向右旋轉各 8 次）

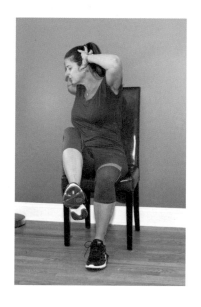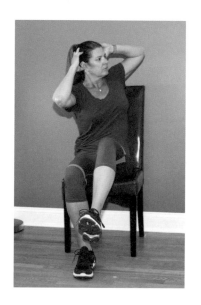

坐姿撐椅臀部上抬（CHAIR PRESS-UPS）

坐在椅子前緣上，身體保持直立，雙手支撐在座椅的兩側。把部分體重轉移到雙手上，雙手用力支撐，使臀部向上抬起幾公分（此時腹部會感覺收緊），停一下，放鬆，讓臀部回到椅面上。總計反覆 12 次。

訓練量：1 組 × 12 次

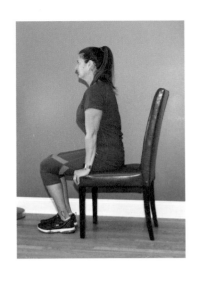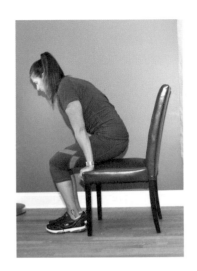

坐姿雙膝上抬（CHAIR KNEE LIFTS）

　　坐在椅子前緣上，身體保持直立，雙手抓住椅面前緣。在背部保持打直的情況下，膝蓋保持彎曲，把雙腳抬離地面（此時腹部會感覺收緊），停一下，放鬆，讓雙腳回到地面上。總計反覆 12 次。

　　訓練量：1 組 × 12 次

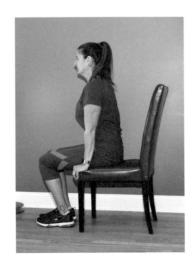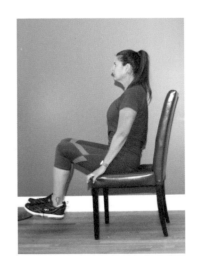

第 9 章

第三到四週：
全身力量訓練課表二

　　為了將你的力量和體適能提升到一個新的水準，從第三週開始我們將進行新的練習。有些動作是你已經熟悉的，但會有一些變化，可以幫助你在前兩週的基礎上更進一步。

　　從熱身開始，進入主課表之後請按照建議的反覆次數和組數完成每個練習。與之前的課表一樣，在第三週時每個練習動作做 1 組，到了第四週增加到 2 組，每組之間休息 10 ～ 30 秒。

　　請直接跳過任何會導致疼痛的動作。

器材需求

- 輕、中和重三種量級的啞鈴。
- 穩固且不會滑動的椅子。
- 墊子。

一週七天的建議課表

- 第 1 天：全身力量訓練課表二／柔軟度訓練
- 第 2 天：全休或主動恢復
- 第 3 天：全身力量訓練課表二／柔軟度訓練

- 第 4 天：全休或主動恢復
- 第 5 天：全休或主動恢復
- 第 6 天：核心和平衡訓練課表一
- 第 7 天：柔軟度訓練

虛坐轉站姿（HOVER SIT AND STAND）

站在椅子前面，在胸口的位置雙手共握一個啞鈴，保持自然站立的姿勢。接著臀部向後，軀幹向前傾，同時屈膝，緩慢向下蹲，直到你的臀部快要碰觸到椅面，但不要坐上去，你的臀部輕觸到椅面後立即站起來。上述過程算 1 次完整的動作。總共反覆 12 次。

建議負重：重量（女性：3.6 ～ 4.5 公斤；男性：4.5 ～ 5.4 公斤）
訓練量：1 組 × 12 次

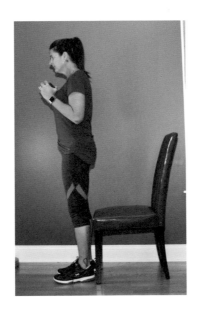
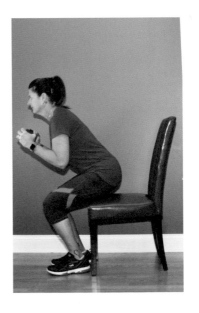

反式弓步（REVERSE LUNGES）

　　兩隻手各持握一個啞鈴，先採取自然站立姿勢，接著左腳向後跨一步（約 60 ～ 90 公分），屈膝下蹲，進入弓箭步的姿勢。確認自己下蹲時軀幹保持直立姿勢（身體直接往下走），右腳彎曲時膝蓋不超過腳尖，左膝直接朝地面靠近。回到站立姿勢後再換腳向後跨。

　　建議負重：輕量（女性：0.9 ～ 2.3 公斤；男性：2.3 ～ 3.6 公斤）

　　訓練量：1 組 × 12 次

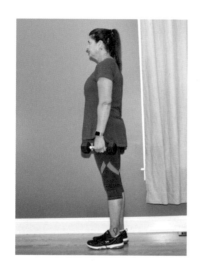 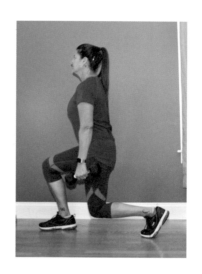

早安（GOOD MORNINGS）

　　採自然站立姿勢，雙手在頭後方持握負重。在膝蓋微彎與背部保持打直的情況下，上半身以臀部為支點向前傾（背還是平的），直到你的後大腿有被伸展的感覺，就回到直立的姿勢。重複上述動作 12 次。

　　建議負重：輕量（女性：0.9 ～ 2.3 公斤；男性：2.3 ～ 3.6 公斤）

　　訓練量：1 組 × 12 次

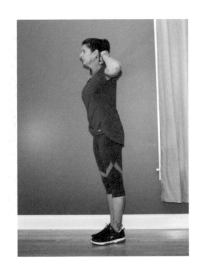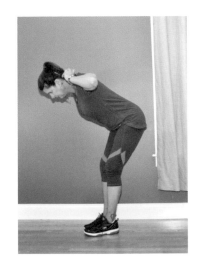

單手划船（SINGLE ARM DUMBBELL ROW）

　　站在椅背後面，左手握啞鈴，右手扶在椅背上保持平衡，上半身以臀部為支點向前傾（背還是平的），前傾到四十五度角左右，小腹微收，此時左手上的啞鈴先自然下垂。接著左臂屈肘向上拉起啞鈴，使手肘靠近軀幹（此時背部肌群會自然收緊）。重量放下，使啞鈴回到剛開始的垂掛位置。總共重複 12 次之後再換手。

　　建議負重：重量（女性：3.6 ～ 4.5 公斤；男性：4.5 ～ 5.4 公斤）

　　訓練量：1 組 × 12 次

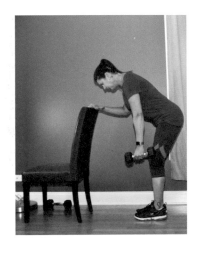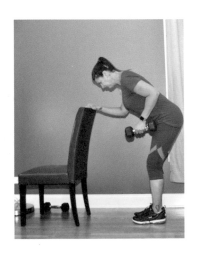

側平舉（LATERAL RAISE）

　　雙手各握一個啞鈴，身體打直，維持良好的站立姿勢，手臂自然下垂掌心朝內，使啞鈴懸掛在大腿外側。在手臂伸直的情況下，向身體兩側舉起啞鈴，舉到肩膀的高度。接著放下啞鈴，使啞鈴回到雙腿兩側。總共反覆 12 次。

　　建議負重：輕量到中量皆可（女性：0.9 ～ 3.6 公斤；男性：2.3 ～ 4.5 公斤）

　　訓練量：1 組 × 12 次

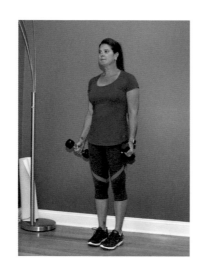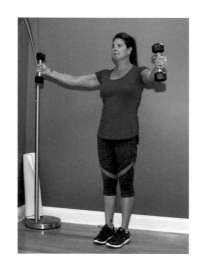

過頭推（OVERHEAD PRESS）

　　雙手各握一個啞鈴，身體打直，維持良好站立姿勢，把啞鈴舉到頭部高度，彎曲的手肘與雙肩同高，此時雙臂如同一個倒立的球門框，成「ㄩ」字型。在核心收緊的情況下，把啞鈴推過頭，接著再回到「ㄩ」字型的姿勢。總共反覆 12 次。

　　建議負重：輕量（女性：0.9 ～ 2.3 公斤；男性：2.3 ～ 3.6 公斤）

　　訓練量：1 組 × 12 次

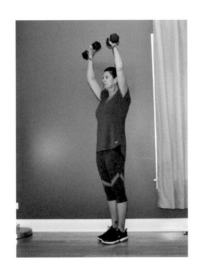 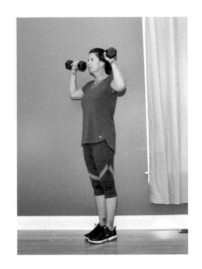

錘式彎舉（HAMMER CURLS）

採自然站立姿勢，雙手各握一個啞鈴自然懸掛在大腿兩側，掌心朝內。接著屈肘，把啞鈴抬到胸腹之間的高度（此時小臂與地面呈水平），保持雙掌掌心相向而對。接著使啞鈴回到大腿兩側。總共反覆 12 次。

建議負重：輕量（女性：0.9 ～ 2.3 公斤；男性：2.3 ～ 3.6 公斤）

訓練量：1 組 × 12 次

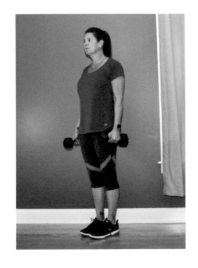 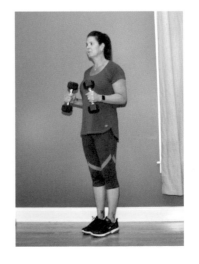

站姿肱三頭肌屈伸（STANDING TRICEPS EXTENSIONS）

雙手共握一個啞鈴，直接把啞鈴舉過頭，此時核心收緊。接著屈肘，降低啞鈴高度，直到手肘呈九十度左右，使啞鈴降到頭部後側。接著抬起重量，使手臂回到伸直、舉手過頭的姿勢（過程中手臂後側會自然用力）。每組總計反覆 12 次。

建議負重：中量到重量皆可（女性：2.3 ～ 4.5 公斤；男性：3.6 ～ 5.4 公斤）
訓練量：1 組 × 12 次

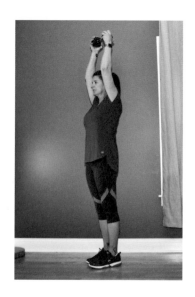 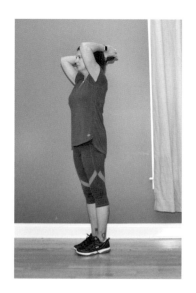

直膝向前抬腿（STRAIGHT LEG RAISES）

站在牆邊，右手扶牆，保持平衡。在身體保持直立的情況下，左腿打直盡可能向前向上抬，抬起時腳尖上勾（足背屈）。接著放下左腿再上抬，反覆 6 次之後再換左手扶牆、抬右腿。（要注意，抬腿時軀幹不能向後仰。）

訓練量：1 組 × 12 次（左右腿向前抬各 6 次）

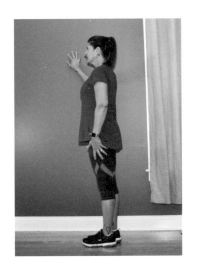
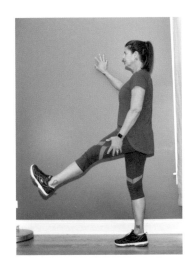

雙膝著地伏地挺身（MODIFIED FLOOR PUSH-UPS）

先把墊子鋪在地上，採取四足跪姿，雙膝著地，雙手與肩同寬撐在肩膀正下方。接著屈肘，使你的鼻子靠近地面，過程中背部要保持平直。接著雙手推地，手肘伸直，回到一開始的四足跪姿。（增加難度的方式是把雙手往額頭前方移動。）

訓練量：1 組 × 12 次

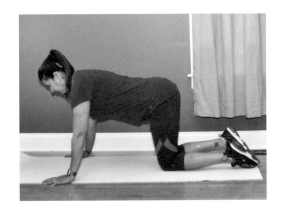
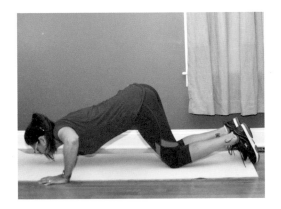

胸推（CHEST PRESSES）

　　屈膝躺在地面上，雙手各握一個啞鈴，啞鈴位於胸口正上方（此時手臂不傾斜，雙臂應與地面垂直）。接著屈肘，使啞鈴高度下降，此時手肘幾乎要碰到地面（雙臂的姿勢好比倒立的球門柱，呈「ㄩ」字型）。接著伸直手臂，把啞鈴推回到原本的位置。總共反覆 12 次。

　　建議負重：輕量到中量皆可（女性：0.9 ～ 3.6 公斤；男性：2.3 ～ 4.5 公斤）

　　訓練量：1 組 × 12 次

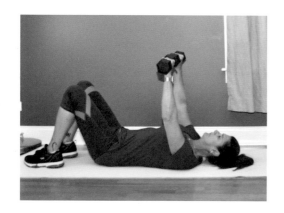 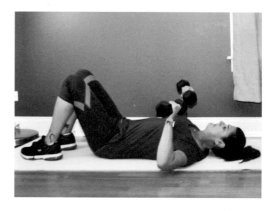

第 **10** 章
第五到六週：
全身力量訓練課表三

接下來的課表將持續進階，不只動作會更新，挑戰性也會增加。訓練時要先從熱身課表開始，然後再進入主課表。主課表的動作都有圖示和說明，請依照指示進行每項練習動作。關於訓練量，第五週每個練習動作做 1 組，到了第六週增加到 2 組，組間休息 10 ～ 30 秒。

一定要跳過任何會導致疼痛的動作。

器材需求

- 輕、中、重三個量級的啞鈴。
- 穩固不會滑動的椅子。
- 小到中等阻力的彈力帶。
- 墊子。

一週七天的建議課表

- 第 1 天：全身力量訓練課表三／柔軟度訓練
- 第 2 天：全休或主動恢復
- 第 3 天：全身力量訓練課表三／柔軟度訓練
- 第 4 天：全休或主動恢復

- 第 5 天：全休或主動恢復
- 第 6 天：核心與平衡訓練課表二
- 第 7 天：柔軟度訓練

負重深蹲（SQUATS WITH WEIGHTS）

雙手各握一個啞鈴懸垂於大腿兩側，採自然站立姿勢。接著臀部盡可能地向後向下，下蹲愈低愈好（過程中手臂打直，啞鈴跟著深蹲的動作而下降）。下蹲時膝蓋前突的幅度不要超過腳尖，壓力保持在腳跟的位置。接著站起來，回到軀幹直立的姿勢，再重複上述動作。

建議負重：中量到重量皆可（女性：2.3 ～ 4.5 公斤；男性：3.6 ～ 5.4 公斤）
訓練量：1 組 × 12 次

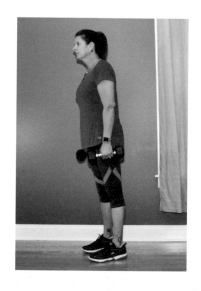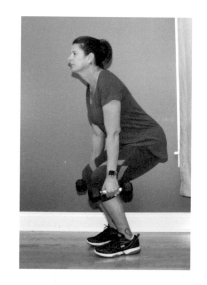

前弓步（FORWARD LUNGES）

　　先採自然站立姿勢，雙手各握一個啞鈴懸垂於大腿兩側。右腳向前跨一步（約60 ～ 90 公分），直接往下蹲，使後膝靠近地面，前膝不要超過腳尖。前腳的重量主要壓在腳掌後緣。接著把身體推回起始姿勢（雙腳自然站立的姿勢）。右腳前跨弓步下蹲反覆 6 次之後再換左腳前跨。

　　建議負重：輕量到中量皆可（女性：0.9 ～ 3.6 公斤；男性：2.3 ～ 4.5 公斤）

　　訓練量：1 組 × 12 次（左右腳向前跨各 6 次）

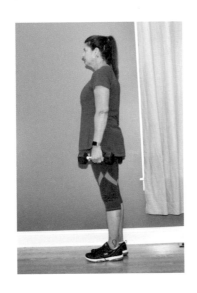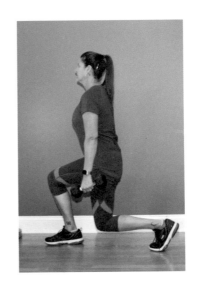

硬舉（DEADLIFTS）

　　先採自然站立姿勢，雙手各握一個啞鈴懸垂於大腿兩側。膝蓋微彎，上半身以臀部為支點向前傾，當啞鈴朝地面下降時，腹部微收且背部保持打直（注意不要圓背或駝背）。啞鈴下降時要靠近你的小腿，好像用啞鈴刮腿毛一樣。接著軀幹打直，回到自然站立姿勢，啞鈴也隨著上升（過程中臀部會自然用力）。

　　建議負重：重量（女性：3.6 ～ 4.5 公斤；男性：4.5 ～ 5.4 公斤）

　　訓練量：1 組 × 12 次

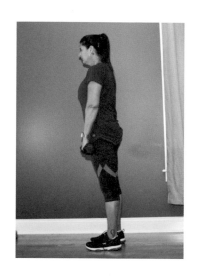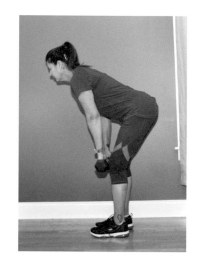

彈力帶抬膝訓練（KNEE LIFTS WITH BANDS）

選用小到中等阻力的彈力帶，把它套在你的腳踝上。站在椅背後面，雙手扶住椅背，保持平衡，盡可能把左膝抬高（抬高過程中你的前大腿肌和腰肌會感覺到自然收緊），膝蓋抬高的過程中軀幹要保持直立（維持姿勢），接著放下左腳。總共重複 6 次之後再換抬右膝。

訓練量：1 組 × 12 次（左右腳各 6 次）

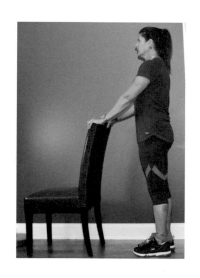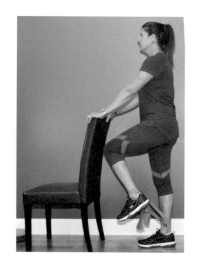

彈力帶收腿訓練（HAMSTRING CURLS WITH BANDS）

選用小到中等阻力的彈力帶，一邊套在右腳踝上，另一邊套在左腳掌上。站在椅背後面，雙手扶住椅背，保持平衡，收起左腳，使腳跟往臀部方向靠近（收腳過程中你的後大腿肌會感覺到自然收緊）。接著左腳放下，回到原來的位置。總共反覆 6 次之後再換腳訓練。

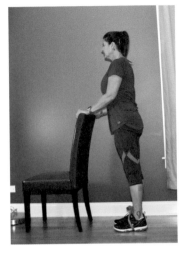 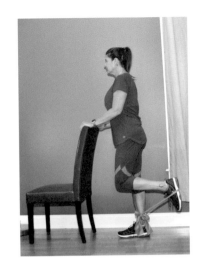

訓練量：1 組 × 12 次（左右腳各 6 次）

彈力帶飛鳥（REAR FLIES WITH BANDS）

採自然站立姿勢，雙手握住彈力帶兩端（握住彈力帶的位置決定了該訓練的難易度），雙手向前伸直，然後握緊彈力帶向外打開（打開過程中肩胛骨自然收緊），接著再回到雙手向前平伸的姿勢。總計反覆 12 次。

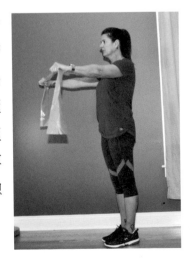 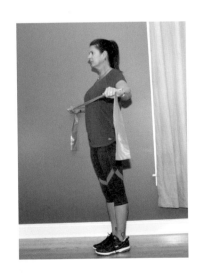

訓練量：1 組 × 12 次

弓步單手划船（ONE ARM DUMBBELL ROW）

　　採分腿站姿，先是右腳在前、左腳在後；前腿微彎、後腿打直。左手握啞鈴，手臂自然下垂；右手撐在右大腿上，這樣可以支撐上半身的重量。上半身以臀部為支點向前傾，使啞鈴懸掛在前腿膝蓋內側，此時背部須保持打直。接著屈肘向上拉起啞鈴，使左手肘靠近軀幹（過程中會感覺到背部收緊）。然後手肘伸直，使啞鈴回到原本前腿膝蓋內側的位置。總計反覆 12 次，之後才換左腳在前、換右手握啞鈴。（注意：不論拉起或放下啞鈴，軀幹都應盡量保持不動。）

　　建議負重：重量（女性：3.6 ～ 4.5 公斤；男性：4.5 ～ 5.4 公斤）

　　訓練量：1 組 × 12 次

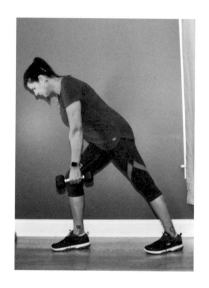 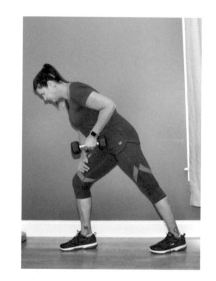

過頭推（OVERHEAD PRESS）

雙手各握一個啞鈴，身體打直，維持良好站立姿勢，把啞鈴舉到頭部高度，彎曲的手肘與雙肩持平，此時雙臂如同一個倒立的球門框，成「ㄩ」字型。在核心收緊的情況下，把啞鈴推過頭，接著再回到「ㄩ」字型的姿勢。總共反覆 12 次。

建議負重：輕量（女性：0.9 ～ 2.3 公斤；男性：2.3 ～ 3.6 公斤）

訓練量：1 組 × 12 次

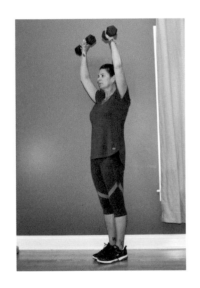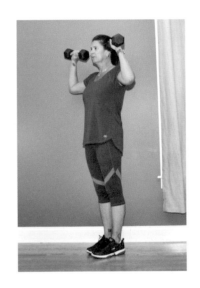

前平舉（FRONT RAISE）

雙手各握一個啞鈴，身體打直，維持良好的站立姿勢，手臂自然下垂，掌心朝後，使啞鈴懸掛在大腿前方。接著手臂伸直，向身體前方舉起啞鈴，舉到肩膀的高度（舉起時核心收緊）。然後放下啞鈴，使啞鈴回到大腿前側。總共反覆 12 次。

建議負重：輕量（女性：0.9 ～ 2.3 公斤；男性：2.3 ～ 3.6 公斤）

訓練量：1 組 × 12 次

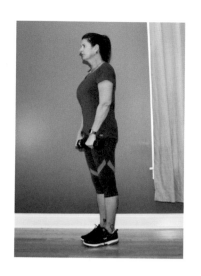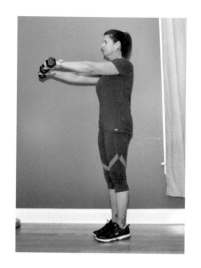

轉啞鈴肱二頭肌彎舉（ROTATING BICEPS CURLS）

　　雙手各握一個啞鈴，身體打直，掌心相對，使啞鈴懸掛在大腿兩側。接著屈肘，把啞鈴朝著肩膀向上抬起，過程中掌心從相對的方向，最終轉而朝向肩膀。接著放下啞鈴，使啞鈴回到大腿兩側。總共反覆 12 次。

　　建議負重：中量到重量皆可（女性：2.3 ～ 4.5 公斤；男性：3.6 ～ 5.4 公斤）
　　訓練量：1 組 × 12 次

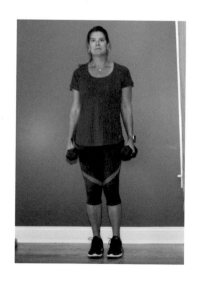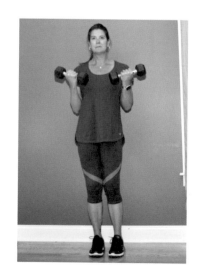

俯身划船姿肱三頭肌後推（KICKBACKS）

雙手各握一個啞鈴，上半身以臀部為支點向前傾約四十五度，腹部收緊，背部保持平直。先把手肘拉到軀幹的高度，維持這個姿勢，接著向後伸直手臂（此時手臂的三頭肌和背部肌肉會感覺到收緊）。在手肘高度不變的情況下，放下啞鈴，使啞鈴回到大腿外側。總共反覆 12 次。

建議負重：輕量到中量皆可（女性：0.9 ～ 3.6 公斤；男性：2.3 ～ 4.5 公斤）

訓練量：1 組 × 12 次

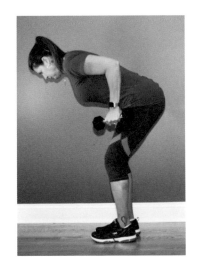 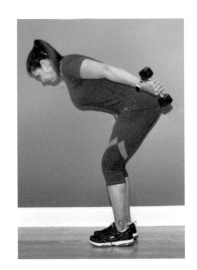

雙膝著地伏地挺身（MODIFIED FLOOR PUSH-UPS）

先把墊子鋪在地上，採取四足跪姿，雙膝著地，雙手與肩同寬撐在肩膀正下方。接著屈肘，使你的鼻子靠近地面，過程中背部要保持平直。接著雙手推地，回到一開始的四足跪姿。（增加難度的方式是把雙手往額頭前方移動。）

訓練量：1 組 × 12 次

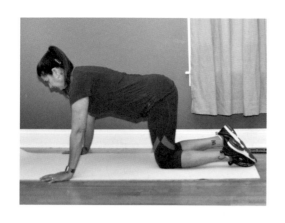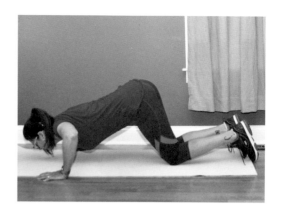

胸推（CHEST PRESSES）

屈膝躺在地面上，雙手各握一個啞鈴，啞鈴位於胸口正上方（此時手臂不傾斜，雙臂應與地面垂直）。接著屈肘，使啞鈴高度下降，此時手肘幾乎要碰到地面（雙臂的姿勢好比倒立的球門柱，呈「凵」字型）。接著伸直手臂，把啞鈴推回原本的位置。總共反覆 12 次。

建議負重：中量（女性：2.3 ～ 3.6 公斤；男性：3.6 ～ 4.5 公斤）

訓練量：1 組 × 12 次

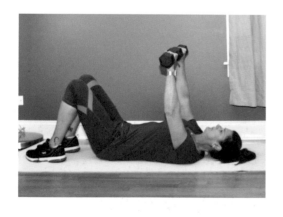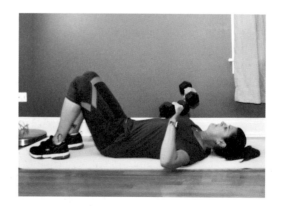

核心與平衡訓練課表二

新的核心與平衡訓練課表增加了許多站姿和地板動作。課表中有說明每個動作所需的時間或反覆次數。同樣地,如果訓練過程中有感到疼痛,請直接跳過該動作。

器材需求

● 一張穩固不會滑動的椅子。

● 墊子。

側抬腿(LEG LIFT)

雙手叉腰,採自然站立姿勢,保持平衡。先把體重轉移到右腳上,接著向外側抬起左腳,過程中左腿保持伸直狀態。上抬的高度自己控制,盡量抬高,但不能造成軀幹移動或傾斜。總計上抬8次之後再換腳。

訓練量:1組 × 16次(左右腳各8次)

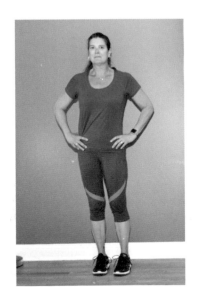
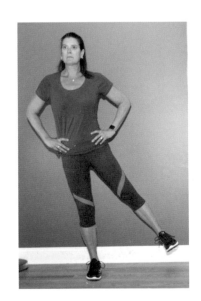

腳跟接腳尖走路（HEEL TO TOE WALK）

先保持自然站立姿勢，站在房間的某一個角落。右腳向前走出一小步，使右腳腳跟接觸到左腳腳尖，接著左腳向前走一小步，使左腳腳跟接觸到右腳腳尖，如此反覆向前走到房間的另一端後再折返。上述過程算 1 趟，總共要走 3 趟。如果剛開始無法保持平衡，可以單手扶牆向前走。

訓練量：3 趟

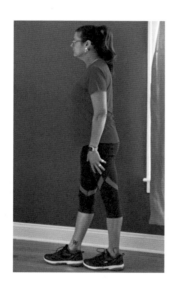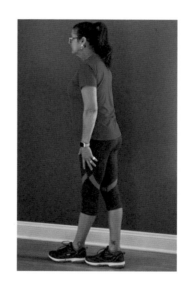

左右擺腿（ROCK THE BOAT）

採自然站姿，雙手叉腰。先把體重轉移到左腳上，右膝向前側抬高，使右腳離地數十公分。右腳接著回到地面上，改以右腳支撐，左膝向前側抬高，使左腳離地數十公分。如此持續左右抬腿，總共反覆 16 次。

訓練量：1 組 × 16 次

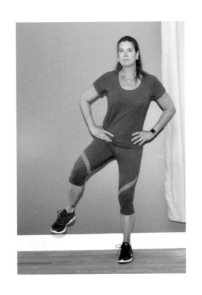 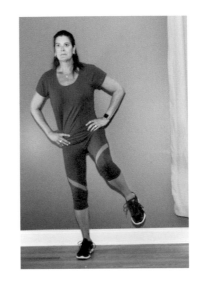

舉踵（CALF RAISE）

　　採自然站姿，一手叉腰、一手扶牆。以腳掌前緣為支撐點，盡可能向上舉起腳跟（此時小腿會感覺到收緊）。接著放鬆，讓腳跟回到地面上。重複上述動作。

　　訓練量：1 組 × 16 次

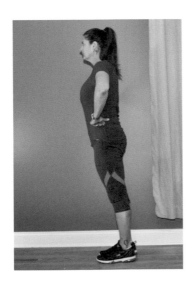 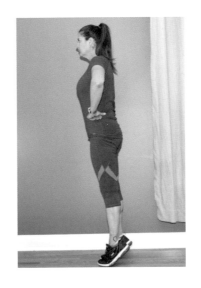

轉頭行走（OVER THE SHOULDER WALK）

　　先雙手叉腰，保持自然站立姿勢，站在房間的某一個角落，右腳向前走出第一步，接著轉頭看向左邊，在維持向左看的情況下，繼續向前慢慢走到房間的另一個角落。折返時，轉頭看向右側。如此算 1 趟，總共要走 3 趟。

　　訓練量：3 趟

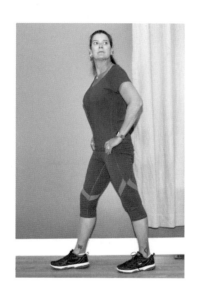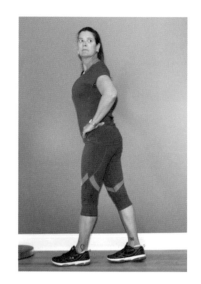

屈膝仰臥起坐（FLOOR CORE LEAN AND LIFT）

　　屈膝坐在墊子上，雙手扶住膝蓋。接著上半身向後仰（此時腹部會自然收緊），直到手肘被動拉直之後（雙手不要離開膝蓋），再回到原來的直立坐姿。總共反覆 16 次。（如果想增加挑戰難度，可以雙手離開膝蓋，如此上半身可以更加向後仰。）

　　訓練量：1 組 × 16 次

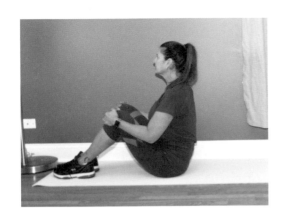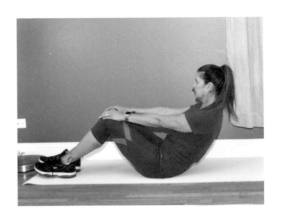

捲腹和延伸手臂（CRUNCH AND REACH）

屈膝躺在墊子上，左手輕扶後腦勺，右手向上伸直。接著想像右手要往前面的牆延伸，抬起雙肩（左手不要用力把頭往前拉），上背會離開地面（此時腹部會有收緊的感覺），接著放鬆，慢慢躺回地面。總計捲腹 6 次後換手進行。

訓練量：1 組 × 12 次（左右手伸直各捲腹 6 次）

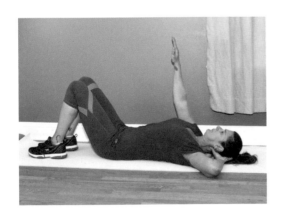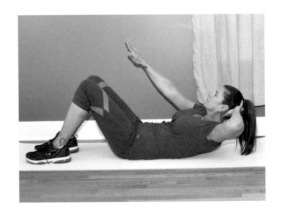

對側捲腹（CROSSOVER CRUNCHES）

屈膝躺在墊子上，左腳踝放在右膝上，右手輕扶後腦勺。接著抬起右肩，轉動軀幹（右手不要用力把頭往前拉），使右側的肩胛骨離地，想像右肩要去靠近左膝（此時左腹會有明顯收緊的感覺），接著放鬆，慢慢躺回地面。總計反覆 6 次後換邊進行。

訓練量：1 組 × 12 次（左右邊各 6 次）

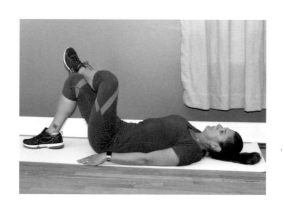 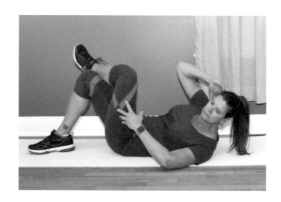

臀橋（BRIDGES）

屈膝躺在墊子上，雙手放在身體兩側的地面上。接著向上抬起臀部，使膝蓋、臀部到腹部呈一直線（此時腳跟會有下壓的感覺）。接著放鬆，慢慢躺回地面。總計反覆 16 次。

訓練量：1 組 × 16 次

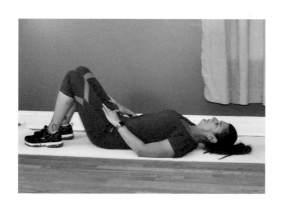 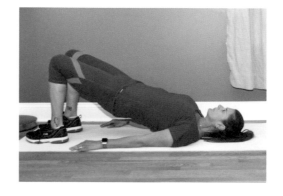

鳥狗（BIRD DOG）

採四足跪姿（雙手撐在肩膀正下方，膝蓋跪在臀部正下方）。接著慢慢舉起右手與左腳，舉起時手臂打直，抬腿同時向後延伸，保持平衡不動，停一下，接著慢慢把手腳放回地面（原本的位置）。如此總共反覆 16 次後再換邊。

訓練量：1 組 × 16 次

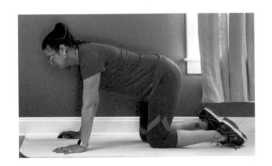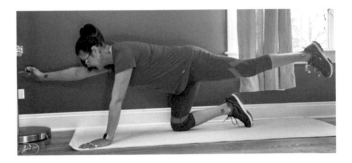

第11章

第七到八週：
上下半身交替訓練課表一

現在你已經完成一半的課表了，接下來兩個星期我們將做一些改變，把課表分成上半身、下半身、核心與平衡。

我們縮短了訓練時間，使你可以專注在特定肌群的訓練，針對性地訓練力量、肌肉和特定的運動能力。

每次訓練一樣都先從熱身開始，主課表中的每一個動作都有建議的反覆次數，你可以直接照表操課。第七週先做1組，到了第八週可增加到2組。若有任何不適或疼痛，請直接跳過該動作。

器材需求

- 輕、中、重三個量級的啞鈴。
- 小到中等阻力的彈力帶與彈力繩。
- 穩固不會滑動的椅子。
- 墊子。

一週七天的建議課表

- 第 1 天：上半身肌力訓練課表一／柔軟度訓練
- 第 2 天：全休或主動恢復

- 第 3 天：下半身肌力訓練課表一／柔軟度訓練
- 第 4 天：全休或主動恢復
- 第 5 天：全休或主動恢復
- 第 6 天：核心與平衡訓練課表二
- 第 7 天：柔軟度訓練

上半身肌力訓練課表一

彈力繩划船（BAND ROWS）

把彈力繩踩在腳掌下方，雙手各抓住彈力繩的一端。軀幹以臀部為支點向前傾，前傾時背部打直，腹部內收，使你的上半身與地面接近平行，此時手臂自然伸直。接著屈肘，把彈力繩向上拉，手肘靠近軀幹（這時背部肌肉會自然收緊）。反覆 12 次算 1 組（如果你想要增加阻力，可以把彈力繩在手上多繞幾圈）。

訓練量：1 組 × 12 次

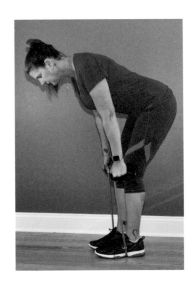 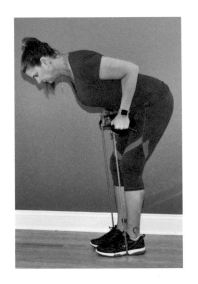

啞鈴划船（DOUBLE ARM DUMBBELL ROWS）

雙手各握一個啞鈴，軀幹以臀部為支點向前傾，前傾時背部打直，腹部內收，雙手自然下垂。接著屈肘，以站姿划船的動作把啞鈴向上拉，上拉時手肘靠近軀幹，接著放鬆，讓雙手回到自然伸直的姿勢。反覆 12 次算 1 組。過程中背部始終維持打直狀態。

建議負重：重量（女性：3.6 ～ 4.5 公斤；男性：4.5 ～ 5.4 公斤）

訓練量：1 組 × 12 次

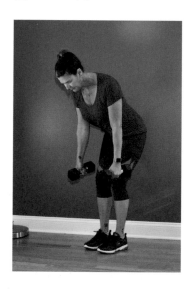 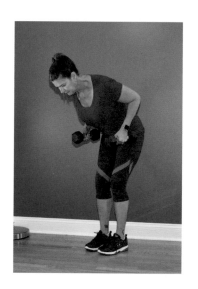

坐姿反式飛鳥（BENT OVER REVERSE FLIES）

坐在椅子的前緣上，雙手各握一個啞鈴，軀幹向前傾，背部保持平坦，腹部內收。準備好後，雙手向外打開抬起啞鈴（此時肩胛骨附近的肌肉會感覺收緊），抬起啞鈴時手肘微彎，使雙肘略為收進上背、往肩膀靠近。接著放鬆，讓雙手下垂回到起始姿勢。總計反覆 12 次。

建議負重：輕量（女性：0.9 ～ 2.3 公斤；男性：2.3 ～ 3.6 公斤）

訓練量：1 組 × 12 次

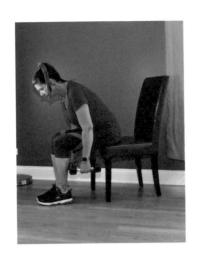
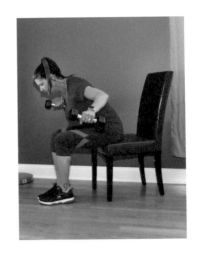

坐姿單手過頭推（ONE ARM OVERHEAD PRESS）

　　坐在椅子的前緣上，軀幹保持自然直立姿勢，單手屈肘持握啞鈴，此時啞鈴大約與耳朵同高。接著腹部收緊，同時用力把啞鈴推過頭。放鬆，使啞鈴回到與耳同高的位置，總計反覆 6 次後再換手。

　　建議負重：中量到重量皆可（女性：2.3 ～ 4.5 公斤；男性：3.6 ～ 5.4 公斤）

　　訓練量：1 組 × 12 次（左右手各 6 次）

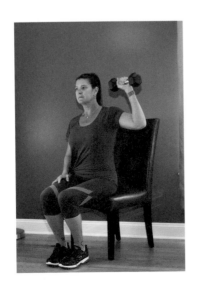
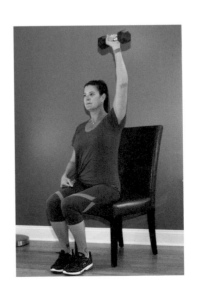

彈力帶肩膀外旋（BAND EXTERNAL ROTATIONS）

這項訓練採站姿或坐姿皆可，自由選擇。雙手握住彈力帶，預備姿勢時肩膀放鬆，屈肘掌心朝上，彈力帶與手掌皆在身體前方。接著在手肘不動的情況下，雙手向外打開（此時會感覺到肩胛附近的肌肉收緊）。放鬆使手掌回到預備姿勢，總計反覆12次。（如果想要增加阻力，雙手握住彈力帶的位置可以再靠近一點。）

訓練量：1組 × 12次

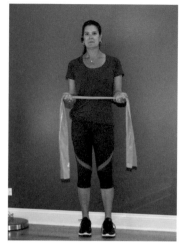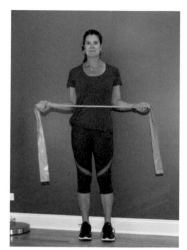

彈力繩肱二頭肌彎舉（BAND BICEPS CURLS）

雙腳踩住彈力繩（也可以單腳踩住，會比較簡單）。採自然站姿，雙手各握住彈力繩一端，手臂自然下垂，掌心朝前。接著屈肘，手掌握著彈力繩往肩膀的方向彎舉。慢慢放下，再重複上述動作。總共反覆12次。

訓練量：1組 × 12次

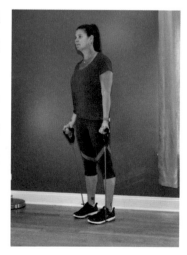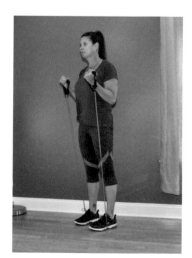

坐姿單臂彎舉（CONCENTRATION CURLS）

坐在椅子的前緣上。右手握住啞鈴，軀幹略微前彎，左手撐在左大腿上，右手靠在右大腿內側，重量自然下垂，以右大腿為支點，右臂為槓桿，向上朝肩膀方向舉起啞鈴。慢慢放下回到手臂自然下垂的姿勢。總共反覆 6 次之後再換手。

建議負重：重量（女性：3.6 ～ 4.5 公斤；男性：4.5 ～ 5.4 公斤）

訓練量：1 組 × 12 次（左右手各 6 次）

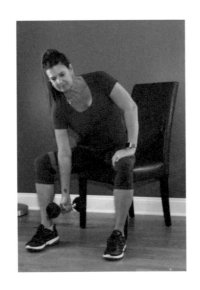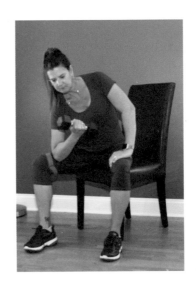

彈力帶肱三頭肌屈伸（BAND TRICEPS EXTENSIONS）

這項訓練採站姿或坐姿皆可，自由選擇。雙手各握住彈力帶一端，雙手抬到胸口高度，手肘朝外，使手臂與地面平行。接著右手不動，左手向外伸直（此時會感覺到手臂後側的肌肉收緊）。放鬆使手掌回到肩膀前方，反覆 6 次之後再換手。

訓練量：1 組 × 12 次（左右手各 6 次）

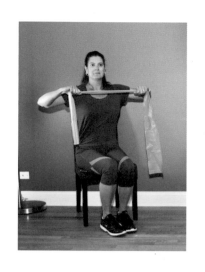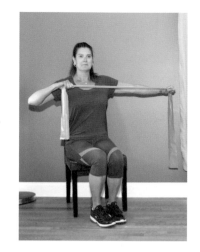

站姿單臂肱三頭肌屈伸（ONE-ARM TRICEPS EXTENSIONS）

採自然站姿，左手握啞鈴，直接把啞鈴舉過頭，右手扶著左臂後側。接著左臂彎曲手肘，降低啞鈴高度，直到手肘呈九十度左右，使啞鈴降到頭部後側。接著抬起重量，使手臂回到伸直、舉手過頭的姿勢（過程中手臂後側會自然用力）。左手反覆 6 次後換手。

建議負重：輕量到中量皆可（女性：0.9 ～ 3.6 公斤；男性：2.3 ～ 4.5 公斤）

訓練量：1 組 × 12 次（左右手各 6 次）

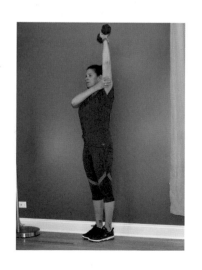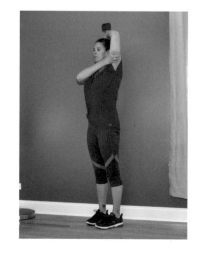

伏地挺身（PUSH-UPS）

　　先採四足跪姿，接著雙手往前走，直到你的背部打直呈一直線。雙手打開與肩同寬。接著屈肘，使鼻子靠近地面，過程中背部保持打直，接著用手推地，手臂打直，使身體遠離地面，如此算 1 次，總共反覆 12 次。（如果覺得難度太高，下去時鼻子可以不用那麼靠近地面。）

　　訓練量：1 組 × 12 次

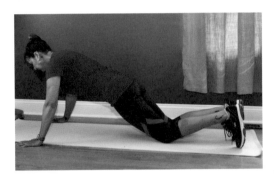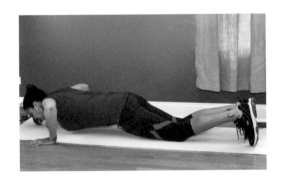

躺姿飛鳥（CHEST FLIES）

　　屈膝躺在墊子上，雙手各握一個啞鈴，手臂伸直使啞鈴位在胸口正上方，此時手掌相向。接著在手肘微彎的情況下，雙臂向外打開，直到手肘碰觸到地面。然後回到起始姿勢，把啞鈴舉回胸口正上方。如此算 1 次，總共反覆 12 次。

　　建議負重：輕量到中量皆可（女性：0.9 ～ 3.6 公斤；男性：2.3 ～ 4.5 公斤）
　　訓練量：1 組 × 12 次

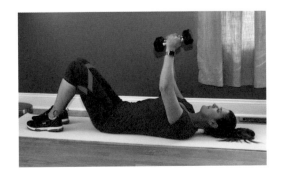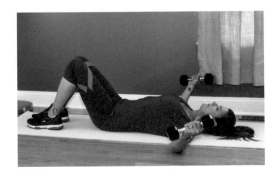

下半身肌力訓練課表一

負重深蹲（SQUATS WITH WEIGHTS）

採自然站立姿勢，雙腿略微打開與臀部同寬，雙手各握一個啞鈴，垂掛於大腿外側。接著屈膝，臀部向後向下蹲。然後軀幹打直，回到起始站立姿勢。

建議負重：中量到重量皆可（女性：2.3 ～ 4.5 公斤；男性：3.6 ～ 5.4 公斤）

訓練量：1 組 × 12 次

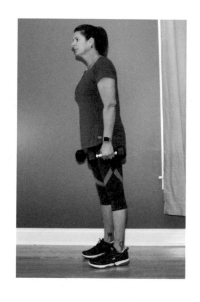 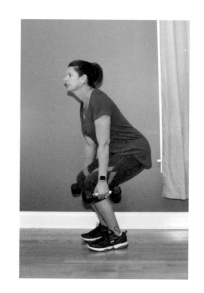

寬蹲舉（WIDE SQUATS）

雙手各握一個啞鈴，把啞鈴舉到胸前，掌心朝向身體。雙腳打開，腳尖略微朝外，膝蓋和腳尖指向同一方向，接著下蹲，下蹲時臀部向後、腹部收緊。然後用腳跟推地，回到站立姿勢。總共反覆 12 次。

建議負重：中量到重量皆可（女性：2.3 ～ 4.5 公斤；男性：3.6 ～ 5.4 公斤）

訓練量：1 組 × 12 次

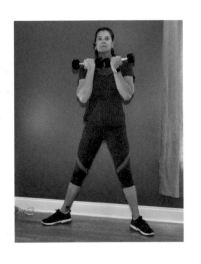
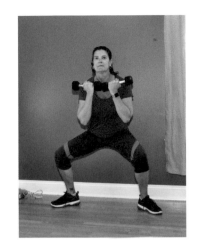

彈力繩側跨步深蹲（SIDE STEP SQUATS WITH BANDS）

採自然站姿，雙腳踩住彈力繩，雙手各握住彈力繩一端。接著右腳盡量向外跨出一大步，愈遠愈好，跨出後直接下蹲，下蹲時雙手向上拉以創造張力。右腳踏回到左腳旁邊，回到直立姿勢，這是第 1 步。接著改左腳向左盡量跨出一大步，愈遠愈好，跨出後直接下蹲，下蹲時雙手向上拉以創造張力。左腳踏回到右腳旁邊，回到直立姿勢，這是第 2 步。總共走 16 步。

訓練量：1 組 × 16 次

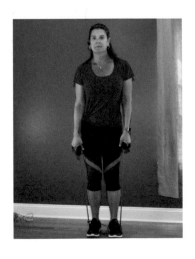
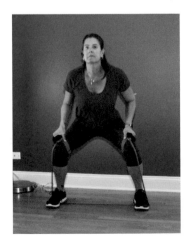

彈力繩反式弓步（BAND REVERSE LUNGE）

採自然站姿，右腳踩住彈力繩，雙手各握住彈力繩一端，屈臂向上拉住彈力繩以創造張力。接著左腳向後跨出一步後下蹲成弓步，後膝向下靠近地面（但不要碰到地面），此時後膝位於臀部正下方。然後左腳踏回右腳旁邊，身體保持正直，回到預備姿勢。接著左腳再後跨弓步，總共 6 次後再換腳。

訓練量：1 組 × 12 次（左右腳各 6 次）

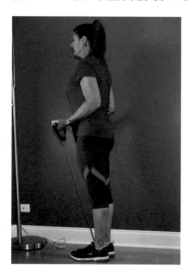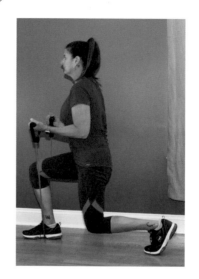

側弓步靜止（STATIC SIDE LUNGE）

雙腳打開站立，身體打直，雙手共握一個啞鈴，屈臂使啞鈴上舉到胸口的高度，腳尖朝前。接著彎曲左腿（右腳維持伸直狀態）把體重轉移到左腳上，臀部向後，軀幹前傾，進入側弓步，靜止不動 5 秒鐘。接著軀幹與左腿同時打直，回到站立姿勢算 1 次。接著換邊，在背部平直的情況下臀部向後，彎右腿（左腳維持伸直狀態）把體重轉移到右腳上，進入側弓步靜止不動 5 秒鐘，接著右腳打直，回到站立姿勢算第 2 次。總共反覆 16 次。

建議負重：重量（女性：3.6 ～ 4.5 公斤；男性：4.5 ～ 5.4 公斤）

訓練量：1 組 × 16 次

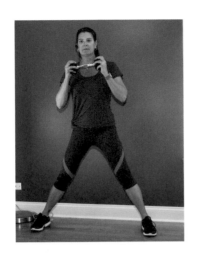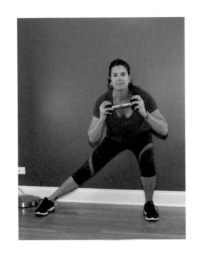

硬舉（DEADLIFTS）

先採自然站立姿勢，雙手各握一個啞鈴懸垂於大腿兩側。膝蓋微彎，上半身以臀部為支點向前傾，當啞鈴朝地面下降時，腹部微收且背部保持打直（注意不要圓背或駝背）。啞鈴下降時要靠近你的小腿，好像在用啞鈴刮腿毛一樣。接著軀幹打直，回到自然站立姿勢，啞鈴上升（過程中臀部會自然用力）。總共反覆 12 次。

建議負重：重量（女性：3.6 ～ 4.5 公斤；男性：4.5 ～ 5.4 公斤）

訓練量：1 組 × 12 次

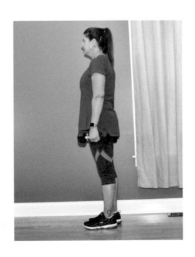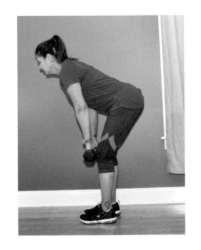

臀橋踏步（MARCHING BRIDGES）

屈膝躺在墊子上，雙手放在身體兩側的地面上，呈臀橋的姿勢，接著抬起左腳，使左膝在臀部正上方，左膝保持彎曲。左腳放下，然後抬起右腳，使右膝在臀部正上方，右膝亦保持彎曲。右腳放下，此為第 2 步。總共重複 16 步。（踏步過程中臀部高度須保持不變。）

訓練量：1 組 × 16 次

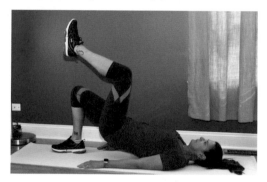 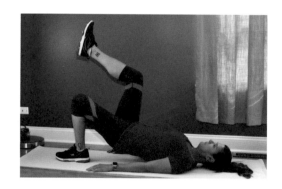

彈力繩交握向外開腿（CRISSCROSS OUTER THIGH）

臉朝上躺在地面的墊子上，雙腳朝空中伸直，彈力繩繞過腳底後交叉回到胸前，雙手抓住彈力繩兩端，呈「X」型，拉住彈力繩，使手肘貼緊地面，維持彈力繩的張力，此時雙腳併攏。接著雙腳打開，分開愈遠愈好（此時你會覺得大腿外側有緊繃感）。回到雙腳併攏的姿勢。重複上述動作 12 次。

訓練量：1 組 × 12 次

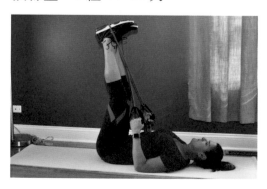 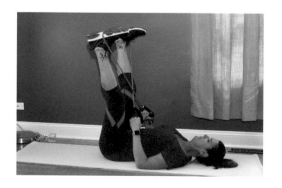

死蟲（DEADBUG）

臉朝上躺在地面的墊子上，雙腳併攏抬高朝空中伸直，雙腳腳跟內側維持相互持續施壓的狀態下屈膝，把腳掌收向身體，接著再伸直雙腳。重複上述動作 12 次。（過程中腳跟內側持續互相施壓。）

訓練量：1 組 × 12 次

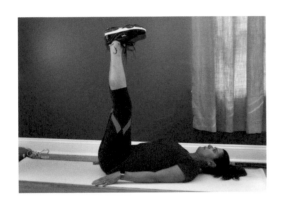 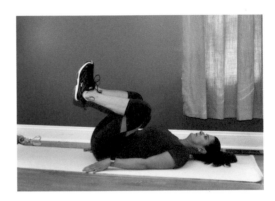

雙腳撐椅抬臀（CHAIR HIP LIFTS）

臉朝上躺在地面的墊子上，雙腳放在椅子上。接著臀部向上抬，腳跟順勢下壓（此時臀部會有收緊的感覺）。放鬆，使臀部慢慢回到地面。重複上述動作 12 次。

訓練量：1 組 × 12 次

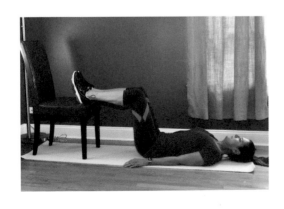 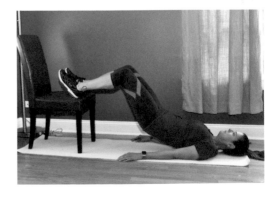

第 12 章
第九到十週：
上下半身交替訓練課表二

接下來兩週你將接受新課表的洗禮，上半身、下半身、核心與平衡的課表都會調整。跟前面的訓練一樣，在進行主課表前請先熱身。主課表中的每一個動作都有建議的反覆次數，你可以直接照表操課。第九週先做 1 組，到了第十週可增加到 2 組。訓練過程中若有任何不適或疼痛，請直接跳過該動作。

器材需求

- 輕、中、重三個量級的啞鈴。
- 小到中等阻力的彈力帶或彈力繩。
- 穩固不會滑動的椅子。
- 墊子。

一週七天的建議課表

- 第 1 天：上半身肌力訓練課表二／柔軟度訓練
- 第 2 天：全休或主動恢復
- 第 3 天：下半身肌力訓練課表二／柔軟度訓練
- 第 4 天：全休或主動恢復
- 第 5 天：全休或主動恢復

- 第 6 天：核心與平衡訓練課表三
- 第 7 天：柔軟度訓練

上半身肌力訓練課表二

站姿左右手交替過頭推（ALTERNATING OVERHEAD PRESS）

採取自然站姿，軀幹保持自然直立姿勢站好，雙手各握一個啞鈴，屈肘使兩邊的啞鈴都在耳朵高度，此時雙臂如同一個倒立的球門框，成「ㄩ」字型。在核心收緊的情況下，把右手的啞鈴推過頭（左臂先不動），接著回到「ㄩ」字型的姿勢後再把左手的啞鈴推過頭（右臂先不動）。此時已反覆 2 次，總共反覆 16 次。

建議負重：輕量到中量皆可（女性：0.9 ～ 3.6 公斤；男性：2.3 ～ 4.5 公斤）

訓練量：1 組 × 16 次（左右手各推舉 8 次）

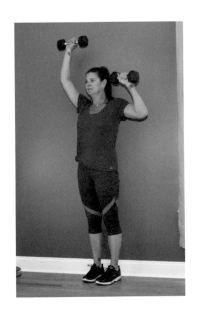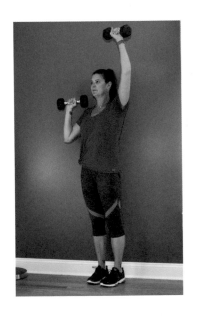

站姿向上划船（UPRIGHT ROWS）

　　採取自然站姿，軀幹保持自然直立姿勢站好，雙手各握一個啞鈴，啞鈴垂掛在雙腿前側。接著在軀幹不動的情況下，屈肘向上拉起啞鈴，手肘要拉到接近胸口的高度（此時背部肌群會自然收緊）。放下重量，使啞鈴回到雙腿前側。重複上述動作，總共反覆 12 次。

　　建議負重： 輕量到中量皆可（女性：0.9 ～ 3.6 公斤；男性：2.3 ～ 4.5 公斤）

　　訓練量： 1 組 × 12 次（左右手各上拉 6 次）

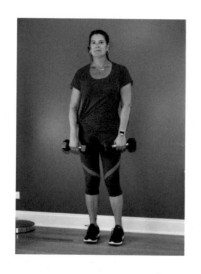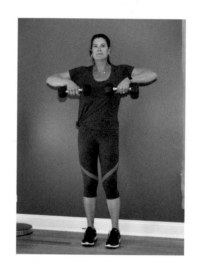

分腿站前平舉（ONE WEIGHT FRONT RAISE）

　　採分腿站姿，先是右腳在前、左腳在後。雙手共握一個啞鈴，手臂自然下垂，使啞鈴懸掛在大腿前方。在手臂伸直的情況下，向身體前方舉起啞鈴，舉到肩膀的高度（舉起過程核心收緊）。接著放下啞鈴，使啞鈴回到大腿前側。總共反覆 6 次後換腳。

　　建議負重： 重量（女性：3.6 ～ 4.5 公斤；男性：4.5 ～ 5.4 公斤）

　　訓練量： 1 組 × 12 次

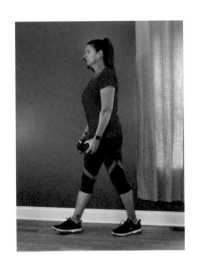
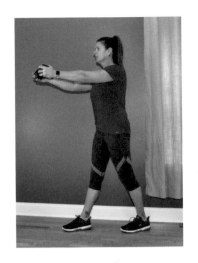

彈力繩交叉張力肱二頭肌彎舉（CROSS-BODY BAND BICEPS）

採自然站姿，右腳踩住彈力繩，雙手各握住彈力帶一端，此時右掌朝向左側。接著右臂貼著身體屈肘，向上彎舉（左手拉住彈力繩來保持張力），當右手來到最高點時，右掌朝向右側。接著放鬆，讓右手向下伸直。右手總計反覆6次後，改左腳踩住彈力繩，換練左手。

訓練量：1 組 × 12 次（左右手各彎舉 6 次）

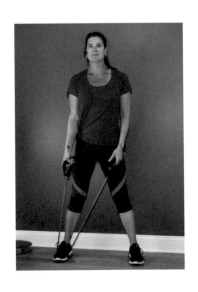
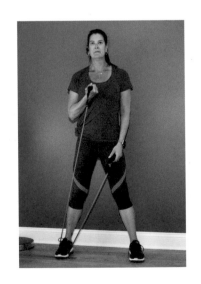

掌心朝外肱二頭肌彎舉（WIDE BICEPS CURLS）

雙手各握一個啞鈴，身體打直，肩膀外旋，掌心朝外。接著屈肘，把啞鈴朝著肩膀向上抬起。接著放下啞鈴。總共反覆12次。

建議負重：中量到重量皆可（女性：2.3～4.5公斤；男性：3.6～5.4公斤）

訓練量：1組 × 12次

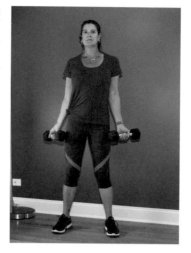
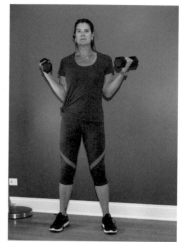

彈力繩開肘划船（BAND HIGH ROWS）

採硬舉姿勢（背部打直、軀幹前傾），雙腳踩住彈力繩，雙手抓住彈力繩的兩端，手臂自然下垂，掌心朝後。接著手肘向外打開，同時把彈力繩向上拉，使手肘呈九十度，大臂與地面平行（此時上背肌群會自然收緊）。慢慢放下，再重複上述動作。總共反覆12次。

訓練量：1組 × 12次

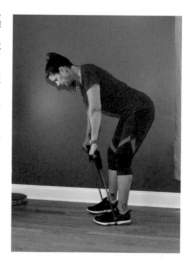
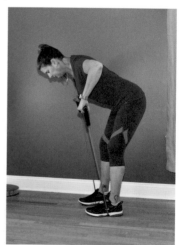

胸推（CHEST PRESS）

　　屈膝躺在地面上，雙手各握一個啞鈴，啞鈴位於胸口正上方（此時手臂不傾斜，雙臂應與地面垂直）。接著屈肘，使啞鈴高度下降，此時手肘幾乎要碰到地面（雙臂的姿勢好比倒立的球門柱，呈「ㄩ」字型）。接著伸直手臂，把啞鈴推回原本的位置。重複 12 次。

　　建議負重：中量到重量皆可（女性：2.3 ～ 4.5 公斤；男性：3.6 ～ 5.4 公斤）

　　訓練量：1 組 × 12 次

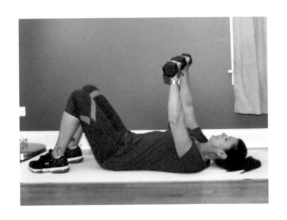 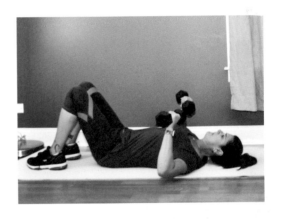

躺姿肱三頭肌屈伸（LYING TRICEPS EXTENSIONS）

　　屈膝躺在地面上，雙手各握一個啞鈴，啞鈴位於胸口正上方，雙手掌心相對。接著屈肘，降低啞鈴高度，使啞鈴降到頭部兩側。然後抬起啞鈴（過程中會感覺到手臂後側在用力），使手臂回到伸直的姿勢。總共重複 12 次。

　　建議負重：輕量到中量皆可（女性：0.9 ～ 3.6 公斤；男性：2.3 ～ 4.5 公斤）

　　訓練量：1 組 × 12 次

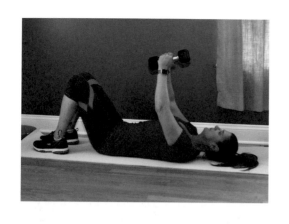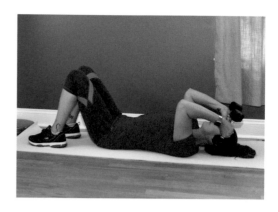

仰臥拉舉（PULLOVERS）

　　躺在地面的墊子上，雙手各握一個啞鈴。預備姿勢，雙手打直，使啞鈴在肩膀正上方。在手肘微彎的情況下，把啞鈴向頭頂方向移動，過程中背部保持平直，不要拱背。待啞鈴過頭輕觸地面後，再把啞鈴舉回到肩膀正上方（舉回時背部肌群自然會收緊）。總共反覆 12 次。

　　建議負重：中量（女性：2.3 ～ 3.6 公斤；男性：3.6 ～ 4.5 公斤）

　　訓練量：1 組 × 12 次

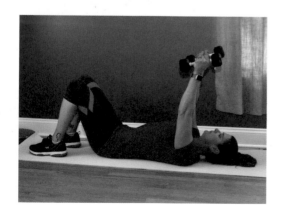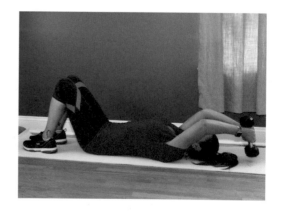

下半身肌力訓練課表二

彈力繩深蹲加側抬腿（BAND SQUAT WITH SIDE LEG LIFT）

採自然站姿，雙腳踩住彈力繩，雙手握住彈力繩兩端，使彈力繩能維持一定的張力。下蹲，進入預備姿勢；接著站起，同時抬起右腿，放下後再回到下蹲姿勢，接著站起來後改抬起左腿，反覆 16 次。

訓練量：1 組 × 16 次

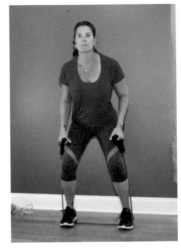
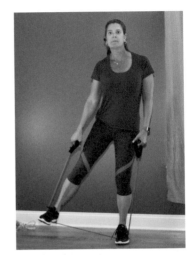

前後弓步（FRONT & BACK LUNGES）

採自然站姿，雙手各握一個啞鈴，左腳向前跨一步進入弓步，右膝直接向下靠近地面，接著左腳再向後跨一大步，形成右腳前、左腳後的弓步。左腳反覆上述動作 6 次後再換腳。

建議負重：中量到重量皆可（女性：2.3 ～ 4.5 公斤；男性：3.6 ～ 5.4 公斤）

訓練量：1 組 × 12 次

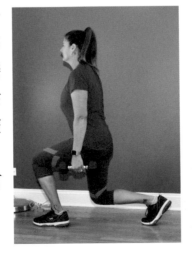
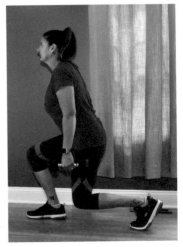

單腿硬舉（ONE-LEG DEADLIFTS）

採分腿站姿，先是左腳在前、右腳在後，雙手共握一個啞鈴，此為預備姿勢。前膝微彎，軀幹以臀部為支點向前傾，背部保持打直，腹部內收，在前傾的過程中啞鈴朝著腳掌下降，啞鈴下降過程中需要靠近前腿。下降幅度依你前腿後側的緊繃程度而定。也就是說，下降的幅度要在自己覺得舒服的範圍內。接著回到起始的預備姿勢。總共反覆 6 次後再換腳在前。

建議負重：重量（女性：3.6 ～ 4.5 公斤；男性：4.5 ～ 5.4 公斤）
訓練量：1 組 × 12 次

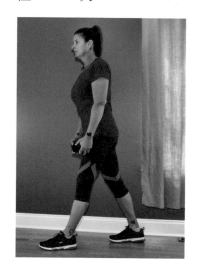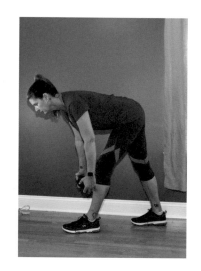

側跨寬蹲舉（STEP OUT WIDE SQUATS）

雙腳靠近，先採取自然站姿，雙手各握一個啞鈴，手臂彎舉把啞鈴舉到肩膀的高度，掌心朝向身體，此為預備姿勢。接著左腳向外跨一步，跨出後腳尖朝外直接向下蹲，依自己的能力盡量往下蹲。然後回到雙腳靠近的預備姿勢，改以右腳向外跨一步，跨出後腳尖朝外，接著直接向下蹲。如此算 2 次，總共反覆 12 次。

建議負重：中量（女性：2.3 ～ 3.6 公斤；男性：3.6 ～ 4.5 公斤）
訓練量：1 組 × 12 次

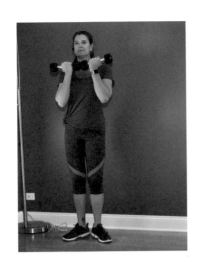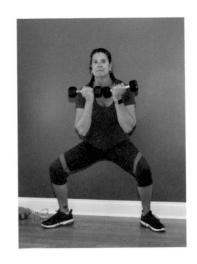

側跨弓步（STEP OUT SIDE LUNGES）

雙腳靠近，先採取自然站姿，雙手共握一個啞鈴，把啞鈴舉到肩膀高度，此為預備姿勢。接著左腳向外跨出一大步，跨出後腳尖朝前，左腿屈膝，右腿打直，臀部向後向下蹲進入側弓步，此時重量主要壓在左腳腳跟上。然後回到雙腳靠近的預備姿勢，左腳反覆回到側弓步 6 次之後才換腳。總共反覆 12 次。

建議負重：重量（女性：3.6 ～ 4.5 公斤；男性：4.5 ～ 5.4 公斤）

訓練量：1 組 × 12 次

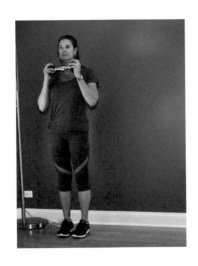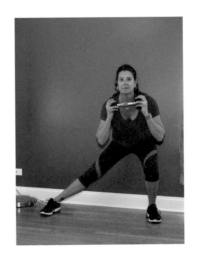

彈力繩大腿蹬伸（BAND LEG PRESS）

　　仰臥躺在地面的墊子上，彈力繩繞過左腳腳底，雙手握住彈力繩兩端，左腿先屈膝，使左膝靠近胸口，雙手靠近大腿，此為預備姿勢，接著左腿向前方伸直，再回到起始姿勢。總共反覆 6 次之後再換右腿訓練。如果你覺得很輕鬆，可以換一條阻力比較大的彈力繩。

　　訓練量：1 組 × 12 次

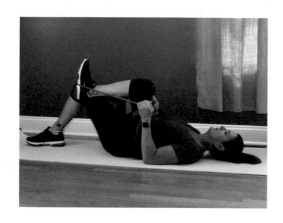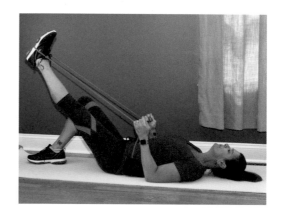

單腿臀橋（ONE LEG BRIDGE）

　　屈膝躺在墊子上，雙手放在身體兩側的地面上，接著抬起右腿向上伸直。維持右腿伸直的情況下，向上抬起臀部（臀部向上時左腳腳跟會有下壓的感覺）。然後放鬆，慢慢躺回地面。總計反覆 6 次後再換右腳支撐。

　　訓練量：1 組 × 12 次

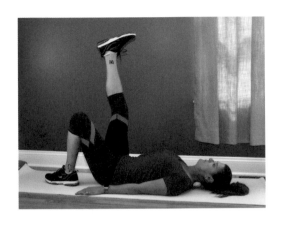 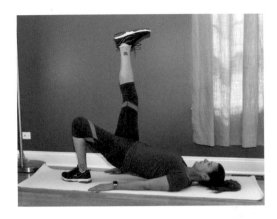

仰姿彈力帶大腿蹬伸
（FLOOR LEG EXTENSIONS WITH BAND）

屈膝坐在地面上，先用彈力帶繞過兩腳腳踝，手肘撐地，腹部內收。把左腳的彈力帶調整到腳掌前緣，接著向前伸直左腿（此時左大腿會自然收緊）。然後左腳放下，回到屈膝的姿勢。總共反覆 6 次後再換右腿。

訓練量：1 組 × 12 次

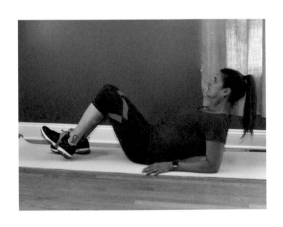 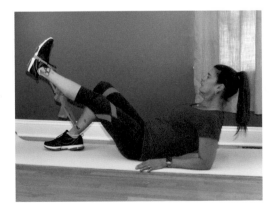

彈力繩四足跪姿後踢（BUTT BLASTER WITH BAND）

　　先把彈力繩繞在左腳掌的足弓部位上，雙手握住彈力繩兩端，接著採四足跪姿，雙手撐在肩膀正下方，膝蓋在臀部正下方。左膝先收向胸口，然後左腿向後伸直。放鬆，膝蓋再回到靠近胸口的姿勢。總計反覆 6 次之後再換腳。

　　訓練量：1 組 × 12 次

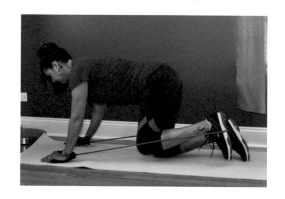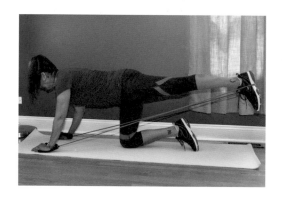

四足跪姿側滑步（ONE LEG SLIDE）

　　採四足跪姿，雙手撐在肩膀正下方，膝蓋在臀部正下方，右腳尖壓住滑盤（或毛巾），此為預備姿勢。接著右腿向外側伸直，再收回到原始的位置。右腿伸直與屈膝收回的過程中，腳尖要一直壓在滑盤（或毛巾）上。總計反覆 6 次之後再換腳。

　　訓練量：1 組 × 12 次

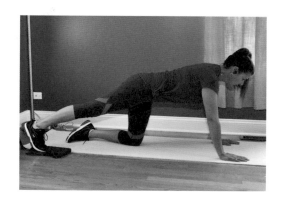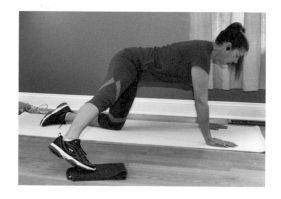

核心與平衡訓練課表三

站姿膝蓋畫半圓（CRESCENT KNEES）

　　採自然站姿，雙手叉腰（如果練習過程中無法保持平衡，可以單手扶椅背）。向上抬起左膝，用膝蓋畫一個半圓，反覆畫 6 個半圓後再換腿練習。

　　訓練量：1 組 × 12 次

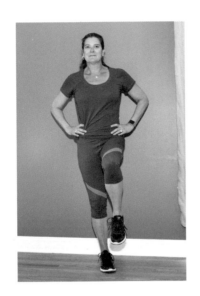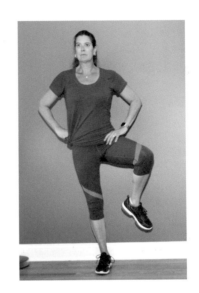

對側手腳上抬（OPPOSITE ARM AND LEG LIFT）

　　先採自然站姿，接著左腿伸直向外側抬起，同時舉起右手。手腳放下，再換成向外側抬起右腿和舉起左手。如此算 2 次，總計反覆 16 次。

　　訓練量：1 組 × 16 次

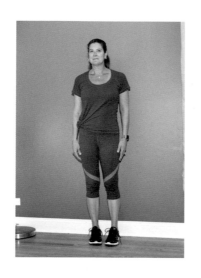
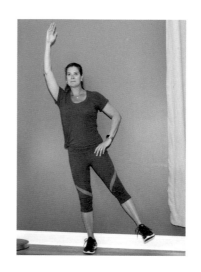

腳尖點地三處（3-POINT TOE TOUCH）

採自然站姿，雙手叉腰（如果無法保持平衡，右手可以先扶著牆面或椅背），以右腳支撐，左腳前伸以腳尖輕點地面，接著向外側延伸點地，再伸向臀部後方點地。全程都以單腳支撐，上述三處點地完成後再換腳。

訓練量：1 組 × 12 次

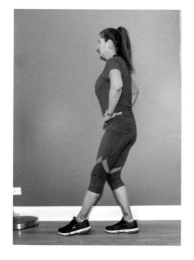
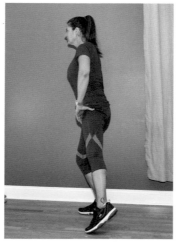
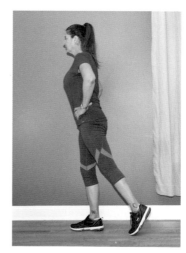

單腳蹲向下伸手（SINGLE STANCE SQUAT AND REACH）

左腳虛點地，以右腳支撐單腳站保持平衡（如果無法保持平衡，右手可以先扶著牆面或椅背），身體前傾，左腳向後抬起，在背部保持平直的情況下，左手向下延伸。接著，軀幹回到直立姿勢，騰空腳也回到臀部下方。總共反覆 6 次後再換腳支撐。

訓練量：1 組 × 12 次

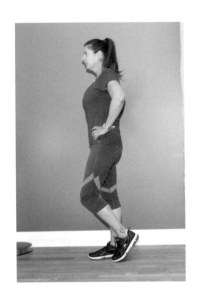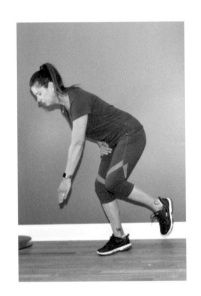

抱膝行走（WALKING KNEE HUGS）

先站在房間的某一個角落，右腳向前走出一小步，接著向上抬起左膝，並用雙手抱住膝蓋，把它拉向胸口。接著放下左腿並同時向前走出一步，接著向上抬起右膝，雙手抱住右膝並把它拉向胸口。如此反覆向前走到房間的另一端後再折返算 1 趟，總共要走 3 趟。

訓練量：3 趟

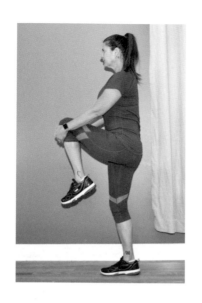 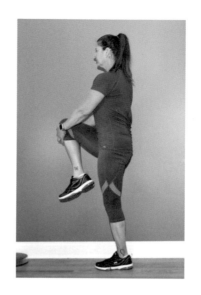

棒式爬行（WALK OUT PLANKS）

先採四足跪姿，雙手撐在肩膀正下方，膝蓋在臀部正下方。在腳尖不動的情況下，雙手向前爬，直到你的肩膀、背部和膝蓋呈一直線，隨後雙手再慢慢倒退爬回到四足跪姿。總共反覆 12 次。

訓練量：1 組 × 12 次

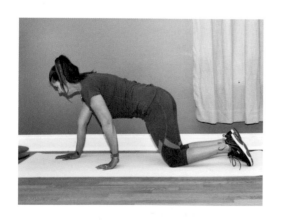 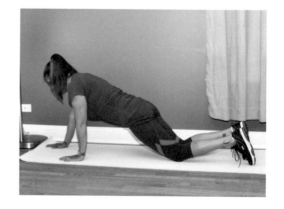

側棒式臀部上下（SIDE HIP LIFTS）

屈膝採側棒式，右小臂、右臀與右腿外側支撐地面，左手叉腰（如果無法保持平衡，左手可以向前扶著牆面或椅背）。臀部向上抬起（此時腹部會自動收緊），接著放鬆回到預備姿勢。總計上下反覆 6 次後再換邊。

訓練量：1 組 × 12 次

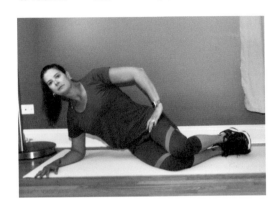 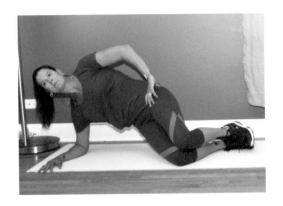

仰臥單肘撐起坐（MODIFIED GET-UPS）

仰臥躺在地面的墊子上，左腿打直，右膝微彎，右手向上伸直。把體重向左手臂轉移，撐起自己的軀幹，右手同時伸向天花板。接著放鬆，讓身體回到地板上。總共反覆 6 次後換腿屈膝、換手伸直，再重複上述步驟。

訓練量：1 組 × 12 次

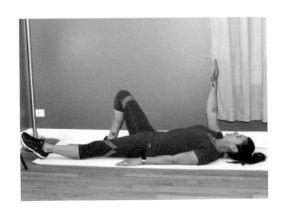 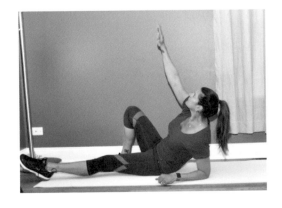

仰姿腳尖點地（TOE TAPS）

　　仰臥躺在地面的墊子上，雙手放在身體兩側，雙腿屈膝上抬，膝蓋約呈九十度。接著左腳慢慢放下去（過程中腹部會自然用力收緊），看你可以放多低，如果可以的話就點地後再上抬，如果放下的過程下背會拱起來就要提早上抬。接著換右腳慢慢放下去，點地後再上抬。如此算 2 次，總共反覆 16 次。

　　訓練量：1 組 × 16 次（單腳總共上下 8 次）

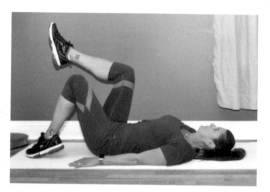 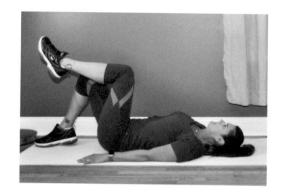

背挺舉（BACK EXTENSIONS）

　　俯臥在地面的墊子上，雙腿向後伸直，雙掌撐在肩膀下方附近，手臂微彎。接著把胸口抬離地面，若無法只靠核心抬起胸口，可以適時以雙手施力輔助。放鬆使胸口回到地面，總共上下反覆 12 次。

　　訓練量：1 組 × 12 次

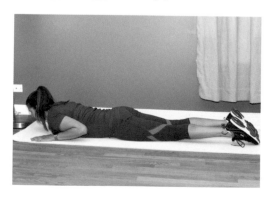 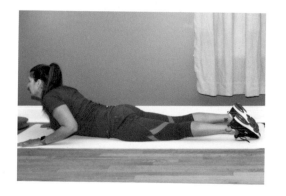

第 **13** 章
第十一到十二週：
全身整合型力量訓練

現在我們已經來到了訓練計畫的尾聲，為了進一步挑戰你已經完成的平衡感和全身肌力練習，我們將在課表中設計更多變化式。接下來的課表會用到你前面學到的動作，並更專注在全身性的力量，以整合你上下半身的肌力。

最終這份課表將有助於你在日常生活中擁有更優秀的活動機能，並使你的身體更加強健。與其他主課表一樣，第一次練（第十一週）做 1 組就好，到了第十二週可以練到 2 組，訓練前一定要熱身，並跳過任何會導致你感覺疼痛的動作。

器材需求

- 輕、中、重這三個量級的啞鈴。
- 小到中等阻力的彈力帶或彈力繩。
- 穩固不會滑動的椅子。
- 墊子。

一週七天的建議課表

- 第 1 天：全身整合型力量訓練課表／柔軟度訓練
- 第 2 天：全休或主動恢復
- 第 3 天：全身整合型力量訓練課表／柔軟度訓練

- 第 4 天：全休或主動恢復
- 第 5 天：全休或主動恢復
- 第 6 天：核心與平衡訓練課表三
- 第 7 天：柔軟度訓練

彈力繩側跨深蹲加肱二頭肌彎舉
（SIDE BAND SQUAT WITH BICEPS CURLS）

採自然直立站姿，雙腳踩住彈力繩，雙手握住彈力繩的兩端。左腿向外側跨出一步的同時向下蹲，下蹲同時屈肘，向上拉動彈力繩，使手掌靠近肩膀高度。接著左腳踏回來，身體回到起始的直立站姿，換右腳向外側跨出一步，同時下蹲與屈肘向上拉動彈力繩。這算 2 次，一組總計須反覆 16 次。

訓練量：1 組 × 16 次（左右兩腳各向外跨出 8 次）

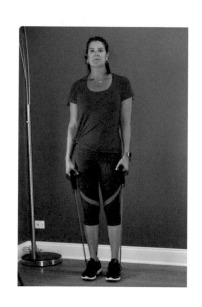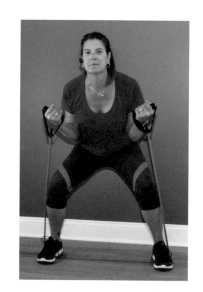

硬舉加划船（DEADLIFT WITH UPRIGHT ROW）

採自然站姿，雙手各握一個啞鈴，掌心朝向身體，軀幹以臀部為支點向前傾，前傾時背部打直，雙手自然下垂使啞鈴靠近腿部（啞鈴不能離雙腿太遠）。接著站直（臀部自然收縮）的同時上拉啞鈴，使手肘靠近肩膀高度。放下重量，總共重複上述動作12次。

建議負重：中量到重量皆可（女性：2.3 ～ 4.5 公斤；男性：3.6 ～ 5.4 公斤）

訓練量：1 組 × 12 次

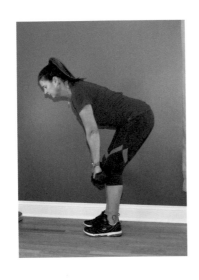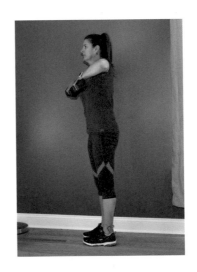

深蹲加過頭推舉（SQUATS WITH OVERHEAD PRESS）

採自然站姿，雙手各握一個啞鈴上舉過頭，使啞鈴在肩膀正上方。接著臀部向後向下蹲，同時屈肘放下重量，使啞鈴高度降到肩膀的高度，腹部內收。然後腳跟推地，回到直立站姿的同時把啞鈴推過頭。總共重複上述動作12次。

建議負重：中量（女性：2.3 ～ 3.6 公斤；男性：3.6 ～ 4.5 公斤）

訓練量：1 組 × 12 次

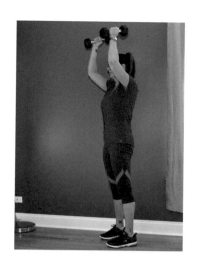
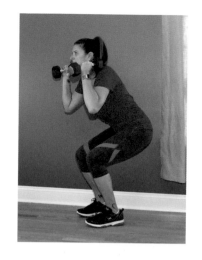

後弓步加側平舉（REVERSE LUNGE WITH LATERAL RAISES）

採自然站姿，雙手各握一個啞鈴，掌心朝向大腿。左腳向後跨一大步的同時，雙手向兩側平舉到與肩同高。放下重量，同時踏回到起始站姿。接著換右腳向後跨一大步的同時雙手向兩側平舉。放下重量，同時踏回到起始站姿。這算 2 次。每組總共重複上述動作共 16 次。

建議負重：輕量（女性：0.9 ～ 2.3 公斤；男性：2.3 ～ 3.6 公斤）

訓練量：1 組 × 16 次

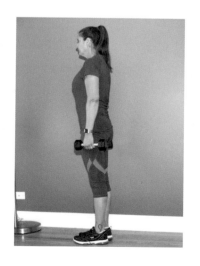
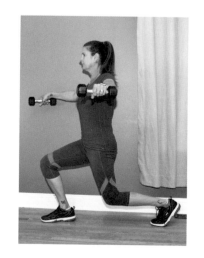

後跨步划船（STEP BACK WITH ROWS）

採自然站姿，雙手各握一啞鈴，掌心朝向大腿外側。左腳向後跨一步，右腿微彎，軀幹以臀部為支點向前傾，前傾時背部須打直。維持這個姿勢，接著雙肘同時向上拉，上拉時要確保手臂靠近身體，沒有向外打開。放下重量的同時左腳向前走回到右腳旁邊，回到自然站姿。

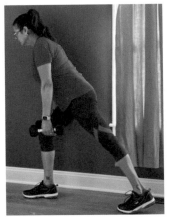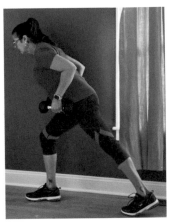

接著換右腳向後跨，後跨的同時雙手同時向上舉起啞鈴，放下啞鈴的同時右腳向前走，回到自然站姿。這算反覆兩次。每組總共重複上述動作 16 次。

建議負重：重量（女性：3.6 ～ 4.5 公斤；男性：4.5 ～ 5.4 公斤）

訓練量：1 組 × 16 次

反式弓步加彈力帶飛鳥（SLIDE REVERSE LUNGES WITH REAR BAND FLIES）

雙腳靠近，採自然站姿，左腳踩在滑盤（或毛巾）上，雙手各握住彈力帶兩端並伸直向上平舉到胸部高度。接著左腳踩住滑盤（或毛巾）向後滑步，過程中左腿打直，右膝微彎；左腳向後滑步時，雙手同時向兩側打開（此時肩胛附近肌群會有收緊的感覺）。接著雙手放鬆回到平舉姿勢，同時左腳滑回起始位置。單腳總共重複上述動作 6 次後再換腳。

訓練量：1 組 × 12 次

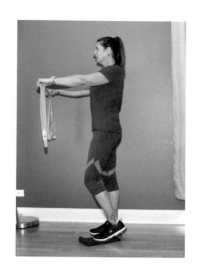 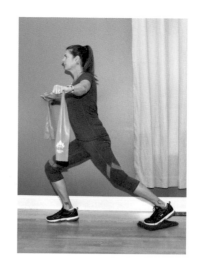

側弓步伐木（WOOD CHOPS）

採側弓步姿勢，腳尖朝向，左腿微彎，右腿打直。雙手握同一個啞鈴，向左側身使啞鈴懸掛在身體左側。接著把啞鈴向右上（對角）舉起的同時左腳踏回到右腳旁，然後放下重量的同時再向左跨出成側弓步。同一側反覆 6 次後再換腳換邊舉起啞鈴。

建議負重：輕量（女性：0.9 ～ 2.3 公斤；男性：2.3 ～ 3.6 公斤）

訓練量：1 組 × 12 次

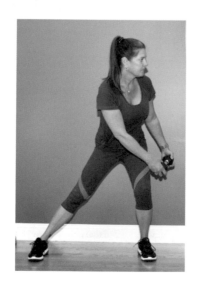 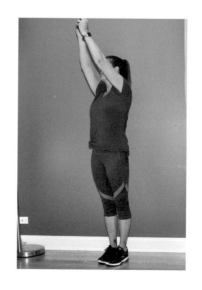

伏地挺身預備姿勢轉兒童姿（PUSH-UPS TO CHILD'S POSE）

採雙膝著地的伏地挺身預備姿勢，背部打直，接著屈肘，讓軀幹靠近地面，做一下伏地挺身，依自己的能力調整下降的高度。接著雙手推地，臀部盡量向後退到靠近腳跟，使胸背獲得伸展（此姿勢又稱為兒童姿）。總共反覆 12 次。

訓練量：1 組 × 12 次

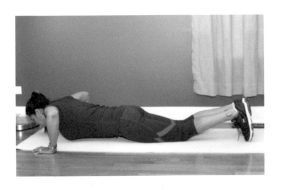 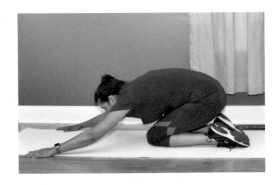

四足跪姿肱三頭肌後推（TRICEPS CORE KICKBACKS）

採四足跪姿，接著改右手支撐，左手握啞鈴，背部保持平直。先把手肘拉到軀幹的高度，腹部收緊以維持軀幹穩定，接著左臂向後伸直（此時手臂的三頭肌和背部肌肉會感覺到收緊）。然後在手肘高度不變的情況下，放下啞鈴，使啞鈴回到大腿前側。總共反覆 12 次。

建議負重：中量（女性：2.3 ～ 3.6 公斤；男性：3.6 ～ 4.5 公斤）

訓練量：1 組 × 12 次

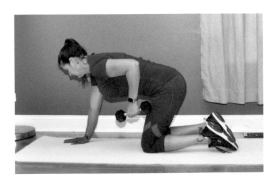 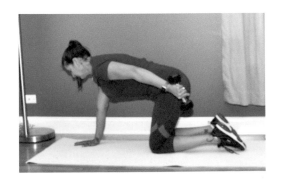

躺姿抬膝飛鳥（CHEST FLIES KNEES UP）

屈膝躺在地面上，雙手打直各握一個啞鈴（雙臂與地面垂直），掌心相對。抬起雙腳，使膝蓋呈九十度，此時腹部收緊，下背貼住地面。在雙腿不晃動的情況下，雙手向兩側打開，直到手肘微微觸碰到地面。接著雙手回到起始打直與地面垂直的姿勢。總共反覆 12 次。（注意：全程下背都要貼住地面，不能離地。）

建議負重：輕量到中量皆可（女性：0.9 ～ 3.6 公斤；男性：2.3 ～ 4.5 公斤）

訓練量：1 組 × 12 次

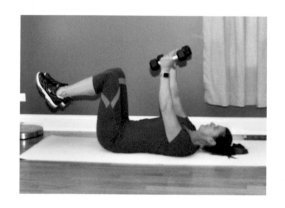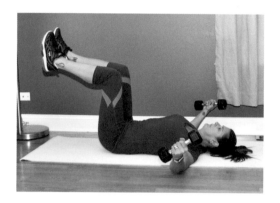

第 **14** 章
練完這十二週，然後呢？

　　無論你這十二週的訓練計畫練得如何，先不要計較自己是否完成了每一次的課表，現在你應該做的第一件事就是「慶祝」，慶助自己的新成就。你要知道，能夠開始改變日常習慣來訓練自己的身體不是一件容易的事……如果很容易，每個人都應該做得到，對吧？該怎麼慶祝呢？只要是你喜歡的事情都可以。下面隨意提出幾個想法：

- ✔ 週末度假。
- ✔ 晚上外出。
- ✔ SPA 水療按摩。
- ✔ 閱讀你最喜歡的書或聽音樂。
- ✔ 添購全新的運動服。

　　當你在生活中做出一些有價值的事情時，你應該特地把它標示出來，標示的方法就是「慶祝」。慶祝你在該件事上的堅持，慶祝你的改變。

　　不論你完成的是小目標還是大目標，慶祝活動應該貫穿整個訓練過程。

　　慶祝很重要，但是把運動變成優良習慣的真正關鍵在於兩件事：一致性和動機。

　　你可能會聽到人們談論「維持動機」的重要性，但動機通常不是保持運動訓練的首要因素，最重要的是「一致性」。確保訓練的一致會讓你更有紀律。例如你習慣早上運動之後，你的身體就會開始期待每天早上七點進行訓練，有了這個習慣之後，訓練將變得更容易。

增加紀律的下一個重要因素才是「動機」。當你強化生活的一致性並走上健康的生活方式時，動機就會被你建立起來，這樣你就會更容易堅持訓練下去。

那麼，當你完成這份訓練計畫之後該怎麼辦？ 這並不意味著停止訓練！你已經花了十二週的時間練習強化健康的生活習慣了，你想要這麼做也真的開始這麼做了十二週，你已經創造了某種一致的慣性，這樣的慣性將會帶到未來的生活中。

接下來你需要知道幾件跟訓練有關的原則。當你對力量訓練的基本原則有廣泛的認識，你就會明確地知道該如何調整自己的訓練方向。

運用下列力量訓練的原則

了解力量訓練的基本原則，有助我們了解課表的調整方式，包括動作的反覆次數與組數的選擇。

一旦你對這些原則有了通盤的認識，你就可以運用它們來控制課表中的不同元素，使你的訓練有更多的變化和樂趣，並持續進化，這是你當前就可以處理的。

增加負重的原則

你現在已經了解到，增強肌力與變健壯的唯一方式，是給你的肌肉更多的刺激。

這很重要，因為肌肉做得愈多，它們的能力就愈強。這就是為什麼改變運動量時我們的身體會產生痠痛；肌肉必須去適應這些新的挑戰。

這意味著，一旦你在十二週訓練計畫中打下基礎並掌握每項練習動作，你的目標就可以往上提升。

這裡所謂更高的目標，有很多方面，其中一個很重要的指標是你所舉起的重量。力量訓練初期更多半是為了建立基礎，而下一階段的訓練則是為了進步和挑戰自己。

下一階段要做的是專注於你的負重，你可以通過這個簡單的規則來做到這一點：選擇一個你剛好能舉起所需次數的重量（例如深蹲加過頭推舉要做 12 下，你選擇某個重量來做，剛好只能做 12 下，無法超過 12 次）。

換句話說，你做到最後一下時（例如深蹲加過頭推舉的第 12 下）已經感覺很有挑戰性，但還能維持良好的姿勢。

分享一個增加負重的原則：如果你能在課表設定的最後一次反覆之後還能繼續做下去，就能增加 5% 的負重。像啞鈴在增重時有一定的量級，可能無法準確地剛好增加 5%，這沒關係。手邊有多少重量可用就增加多少，你可以再調整反覆次數，目標是做到最後一下還能維持優良的姿勢。

進步的原則

你可能聽說過「高原期」（plateaus），當你進入高原期，代表目前的課表已無法做出任何改變（無法讓你進步）。所以你要做的是「持續改變」，這樣才能持續進步。

那正是這十二週訓練計畫的基本主題，使你每兩週就面對與克服更具挑戰性的練習，並隨著時間漸進地改變反覆次數與組數。

課表進階的簡易方式

a. 改變反覆次數——為了提供你一份易於遵循的力量訓練菜單，所以我們在這十二週的訓練計畫中，每個動作的反覆次數都設定在 12 ～ 16 次之間。但這是你首次執行課表的設定，之後課表的進階方式可以透過 1) 增加負重，並把反覆次數減少到 8 ～ 10 次左右，或是 2) 減少負重並將反覆次數增加到 16 次——除非你是做伏地挺身等徒手訓練動作，不然超過 16 次之後的進步效益並不大。

b. 改變組數——在這份訓練計畫中，每個動作的組數設定在 1 ～ 2 組。你可以透過增加組數的方式來提升課表的難度，例如每個動作的訓練增加到 3 組，但每組之間要獲得充分休息。但要注意，換到新課表時建議還是從較少的組數開始，至少練過一週後再增加組數。

c. 改變阻力類型——在這份訓練計畫中，我們主要使用彈力帶、彈力繩和啞鈴來進行訓練動作。你還可以使用藥球、健身器材、槓鈴或任何其他類型的阻力，來改變訓練的感覺和肌肉的運作方式。

d. 改變練習動作——另一個進階的方式是「換動作」，就像這份計畫中每隔兩週所做的事情一樣。舉例來說，前兩週，你練習的動作是支撐在牆面上的伏地挺身，接著你進階到支撐在地面上膝蓋著地的伏地挺身，最終你的目標是膝蓋離地，下肢只靠腳尖支撐來完成伏地挺身的動作。即使是很簡單的改變也算數，例如在練肱二頭肌彎舉時，你可以從坐姿進階到雙腳站，再進階到單腳站立。

可逆性原則

這個原則正是本章要獨立出來的重要理由，「可逆性」所要講的是：如果你不去用它，它就會失去功用。研究表明，只要一個月不練，你這十二週所取得的成果全都會還回去，這就是為什麼你要持續練下去。

運動不僅是達到目的的一種手段，而是一段持續的旅程，你應該將其視為日常生活的一部分，就像刷牙或洗澡一樣。而且你要了解，生活中充滿意外，有時你可以維持規律訓練，但有時會被迫中斷。

有可能是身體不適或是生活中的突發狀況，都有可能發生。不論中斷的原因為何，你總是可以重新開始。之前若有養成運動的慣性，中斷後也會很容易重新開始。

因此，比較明智的做法是了解如何保持訓練的慣性（下面會提到）。

專項性原則

這可能是比較容易被你記住的原則，因為它與你所想要完成的事情有關。

簡單地說，這個原則就是做最適合自己的事情。例如，如果我的學員很喜歡園藝，我為他設計的動作會以下蹲、屈體前彎、上肢拉和挖掘的動作為主。如果另一位學員想跑馬拉松，我會為他選擇相當不同的動作。

關鍵是好好想想：你每天想從生活中改掉什麼壞習慣，以及平常喜歡從事哪些活動，你想加強哪些運動能力。想清楚後，就專心加強這些動作的能力。

持續下去的小撇步

✔ 規畫訓練行程——定期規畫你的訓練課表，讓它們成為你生活中的一部分，就好像跟醫生約好看診時間一樣，準時前往。把課表列出來並寫在你的行事曆上。

✔ 混合訓練——在這十二週的訓練計畫中，你已經有數週的動作和課表可供選擇，還可以加上你學會的其他力量動作，在課表中加入一些新的嘗試。以新的練法跟其他類型的運動進行交叉訓練，會有助於你的身心保持強健。

✔ 不要害怕嘗試——雖然這份計畫看起來一板一眼的，不過一旦你的基礎力量被建立起來，就可以稍微突破自己的極限做出一些改變。比如說，可以把課表中的動作從最後一個動作開始反著練。養成習慣後有時運動會變成例行公事，這時候就要花一些力氣才能做出改變。

✔ 不斷探索——我們所處時代的優點之一是資訊觸手可及。你常可以在網路上找到免費的影片，或是在社區健身課程和其他管道找到相當受用的訓練資訊，這些資源將使運動與訓練變得更有趣。

✔ 記住你已學到的東西——力量訓練是一種學習體驗，也是你與身體產生不同連結的時間點。你應該持續以不同方式跟身體保持連結。

最重要的是，將訓練視為你個人的青春之泉，它將使你保持強健和獨立。照顧自己身體的一個好方法，是去關注現在和未來生活的品質。當你的目標是生活品質時，身體會知道你的需求，你要做的就是去傾聽它。

附錄

訓練動作中英對照表

提高柔軟度與活動度的「重整優化」訓練動作			
分類 （依據第 5 章原則）	中文	英文	出現頁碼
柔軟度訓練	坐姿軀幹兩側伸展	SEATED TORSO STRETCH	73
柔軟度訓練	坐姿三頭肌伸展	SEATED TRICEPS STRETCH	74
柔軟度訓練	坐姿二頭肌伸展	SEATED BICEPS STRETCH	74
柔軟度訓練	坐姿上背伸展	SEATED UPPER BACK STRETCH	75
柔軟度訓練	坐姿臀部伸展	SEATED HIP STRETCH	76
柔軟度訓練	坐姿膕繩肌伸展	SEATED HAMSTRING STRETCH	76
柔軟度訓練	站姿髖屈肌伸展	STANDING HIP FLEXOR STRETCH	77
柔軟度訓練	站姿貓牛式	STANDING CAT-COW	78
柔軟度訓練	小腿伸展	CALF STRETCH	78

上肢肌力以及運用核心「維持姿勢」的相關訓練動作			
分類 （依據第5章原則）	中文	英文	出現頁碼
核心訓練	坐姿伸腿	SEATED LEG EXTENSIONS	85
核心訓練	坐姿腳跟滑盤	CHAIR HEEL SLIDES	86
核心訓練	坐姿側彎	SEATED SIDE BENDS	90
核心訓練	坐姿轉體	SEATED ROTATIONS	91
核心訓練	坐姿抬腿加轉體	SEATED CROSSOVER CRUNCHES	92
核心訓練	坐姿撐椅臀部上抬	CHAIR PRESS-UPS	92
核心訓練	坐姿雙膝上抬	CHAIR KNEE LIFTS	93
核心訓練	早安	GOOD MORNINGS	96
核心訓練	屈膝仰臥起坐	FLOOR CORE LEAN AND LIFT	116
核心訓練	捲腹和延伸手臂	CRUNCH AND REACH	117
核心訓練	對側捲腹	CROSSOVER CRUNCHES	118
核心訓練	臀橋	BRIDGES	118
核心訓練	鳥狗	BIRD DOG	119
核心訓練	臀橋踏步	MARCHING BRIDGES	132
核心訓練	彈力繩交握向外開腿	CRISSCROSS OUTER THIGH	132
核心訓練	死蟲	DEADBUG	133

肌力訓練	過頭推	OVERHEAD PRESS	109
肌力訓練	錘式彎舉	HAMMER CURLS	99
肌力訓練	站姿肱三頭肌屈伸	STANDING TRICEPS EXTENSIONS	100
肌力訓練	雙膝著地伏地挺身	MODIFIED FLOOR PUSH-UPS	101,111
肌力訓練	胸推	CHEST PRESSES	102,112,139
肌力訓練	彈力帶飛鳥	REAR FLIES WITH BANDS	107
肌力訓練	弓步單手划船	ONE ARM DUMBBELL ROW	108
肌力訓練	前平舉	FRONT RAISE	109
肌力訓練	轉啞鈴肱二頭肌彎舉	ROTATING BICEPS CURLS	110
肌力訓練	俯身划船姿 肱三頭肌後推	KICKBACKS	111,159
肌力訓練	彈力繩划船	BAND ROWS	121
肌力訓練	啞鈴划船	DOUBLE ARM DUMBBELL ROWS	122
肌力訓練	坐姿反式飛鳥	BENT OVER REVERSE FLIES	122
肌力訓練	坐姿單手過頭推	ONE ARM OVERHEAD PRESS	123
肌力訓練	彈力帶肩膀外旋	BAND EXTERNAL ROTATIONS	124
肌力訓練	彈力繩肱二頭肌彎舉	BAND BICEPS CURLS	124
肌力訓練	坐姿單臂彎舉	CONCENTRATION CURLS	125

肌力訓練	彈力帶肱三頭肌屈伸	BAND TRICEPS EXTENSIONS	125
肌力訓練	站姿單臂肱三頭肌屈伸	ONE-ARM TRICEPS EXTENSIONS	126
肌力訓練	伏地挺身	PUSH-UPS	127
肌力訓練	躺姿飛鳥	CHEST FLIES	127
肌力訓練	站姿左右手交替過頭推	ALTERNATING OVERHEAD PRESS	135
肌力訓練	站姿向上划船	UPRIGHT ROWS	136
肌力訓練	分腿站前平舉	ONE WEIGHT FRONT RAISE	136
肌力訓練	彈力繩交叉張力肱二頭肌彎舉	CROSS-BODY BAND BICEPS	137
肌力訓練	掌心朝外肱二頭肌彎舉	WIDE BICEPS CURLS	138
肌力訓練	彈力繩開肘划船	BAND HIGH ROWS	138
肌力訓練	躺姿肱三頭肌屈伸	LYING TRICEPS EXTENSIONS	139
肌力訓練	仰臥拉舉	PULLOVERS	140
肌力訓練	彈力繩大腿蹬伸	BAND LEG PRESS	145
肌力訓練	四足跪姿肱三頭肌後推	TRICEPS CORE KICKBACKS	159
肌力訓練	躺姿抬膝飛鳥	CHEST FLIES KNEES UP	160

訓練下肢「支撐剛性」與平衡的相關訓練動作			
分類 （依據第5章原則）	中文	英文	出現頁碼
平衡訓練	分腿站姿轉體斜向舉起負重	SPLIT STANCE WITH CROSS-BODY ROTATION	72
平衡訓練	站姿抬膝不動	KNEE LIFT AND HOLD	87
平衡訓練	站姿單腿後伸上抬	REAR LEG LIFT	88
平衡訓練	時鐘轉體延伸	CLOCK REACH	88
平衡訓練	同側舉手與抬膝	SAME SIDE KNEE/ARM LIFT	89
平衡訓練	扶椅側抬腿	SIDE LEG LIFT WITH CHAIR	90
平衡訓練	側抬腿	SIDE LEG LIFT	113
平衡訓練	直膝向前抬腿	STRAIGHT LEG RAISES	100
平衡訓練	彈力繩抬膝訓練	KNEE LIFTS WITH BANDS	106
平衡訓練	彈力繩收腿訓練	HAMSTRING CURLS WITH BANDS	107
平衡訓練	腳跟接腳尖走路	HEEL TO TOE WALK	114
平衡訓練	左右擺腿	ROCK THE BOAT	114
平衡訓練	轉頭行走	OVER THE SHOULDER WALK	116
平衡訓練	站姿膝蓋畫半圓	CRESCENT KNEES	147
平衡訓練	對側手腳上抬	OPPOSITE ARM AND LEG LIFT	147

參考資料

- American College of Sports Medicine. ACSM's Guidelines for Exercise Testing and Prescription. Philadelphia, PA: Wolters Kluwer, 2018.

- Arnold, C.M., R.A. Faulkner, and N.C. Gyurcsik. "The Relationship between Falls Efficacy and Improvement in Fall Risk Factors Following an Exercise Plus Educational Intervention for Older Adults with Hip Osteoarthritis." Physiotherapy Canada 63, No. 4 (2011): 410–20. https://doi.org/10.3138/ptc.2010-29.

- Bryant, Cedric X., Sabrena Newton-Merrill, and Daniel J. Green. ACE Personal Trainer Manual. San Diego, CA: American Council on Exercise, 2014.

- Bryant, Cedric X., and Daniel J. Green. ACE Personal Trainer Manual: the Ultimate Resource for Fitness Professionals. San Diego, CA: American Council on Exercise, 2003.

- Fragala, Maren S., Eduardo L. Cadore, Sandor Dorgo, Mikel Izquierdo, William J. Kraemer, Mark D. Peterson, and Eric D. Ryan. "Resistance Training for Older Adults." Journal of Strength and Conditioning Research 33, No. 8 (2019): 2019–52. https://doi.org/10.1519/jsc.0000000000003230.

- Jankowski, C.M. "Resistance Exercise for Muscular Strength in Older Adults: A Meta-Analysis." Yearbook of Sports Medicine 2011 (2011): 407–10. https://doi.org/10.1016/j.yspm.2011.03.064.

- Lavin, Gary. "Efficacy of Weight Training: Multiple Sets versus Single Sets." Strength and Conditioning Journal 21, No. 3 (1999): 17. https://doi.org/10.2165/00007256- 199826020-00002.

- Liu, Christine K., and Roger A. Fielding. "Exercise as an Intervention for Frailty." Clinics in Geriatric Medicine 27, No. 1 (2011): 101–10. https://doi.org/10.1016/j.cger.2010.08.001.

- McGrath, Chris. "Core Training for Injury Prevention - ACE." American Council on Exercise, 2012. https://www.acefitness.org/education-and-resources/professional/expert-articles/2906/core-training-for-injury-prevention/.

KFCS　FK3001

樂齡族力量訓練的第一本書

從零開始，十二週打造延齡慢老全身心，
控制三高、血糖、體重，
讓你活動自如不跌倒、情緒穩定、日日好眠

Strength Training for Seniors: Increase your Balance,
Stability, and Stamina to Rewind the Aging Process

作　　　者	佩姬·威納（Paige Waehner）
譯　　　者	徐國峰
責 任 編 輯	謝至平
行 銷 業 務	陳彩玉、林詩玟、陳紫晴、林佩瑜、葉晉源
封 面 設 計	兒日設計
內 頁 設 計	傅婉琪

發 　行 　人	涂玉雲
編 輯 總 監	劉麗真
出　　　版	臉譜出版

城邦文化事業股份有限公司
台北市中山區民生東路二段 141 號 5 樓
電話：886-2-25007696　傳真：886-2-25001952

發　　　行　英屬蓋曼群島商家庭傳媒股份有限公司城邦分公司
台北市中山區民生東路二段 141 號 11 樓
客服專線：02-25007718；25007719
24 小時傳真專線：02-25001990；25001991
服務時間：週一至週五上午 09:30-12:00；下午 13:30-17:00
劃撥帳號：19863813　戶名：書虫股份有限公司
讀者服務信箱：service@readingclub.com.tw
城邦網址：http://www.cite.com.tw

香港發行所　城邦（香港）出版集團有限公司
香港灣仔駱克道 193 號東超商業中心 1 樓
電話：852-25086231
傳真：852-25789337

馬新發行所　城邦（新、馬）出版集團
Cite（M）Sdn Bhd.
41-3, Jalan Radin Anum, Bandar Baru Sri Petaling,
57000 Kuala Lumpur, Malaysia.
電話：+6（03）90563833
傳真：+6（03）90562833
讀者服務信箱：services@cite.my

一 版 一 刷　2023 年 2 月
Ｉ Ｓ Ｂ Ｎ　978-626-315-225-0（紙本書）
　　　　　　978-626-315-228-1（EPUB）
售　　　價　450 元

〔國家圖書館出版品預行編目(CIP)資料〕

樂齡族力量訓練的第一本書：從零開始，十二週打造
延齡慢老全身心，控制三高、血糖、體重，讓你活動
自如不跌倒、情緒穩定、日日好眠/ 佩姬.威納(Paige
Waehner)著；徐國峰譯. -- 一版. -- 臺北市：臉譜出
版：英屬蓋曼群島商家庭傳媒股份有限公司城邦分公
司發行, 2023.02
面；　公分. --(KFCS；FK3001)
譯自：Strength training for seniors：increase your bal-
ance, stability, and stamina to rewind the aging process.
ISBN 978-626-315-225-0(平裝)

1.CST: 運動健康 2.CST: 運動訓練 3.CST: 中老年人
保健

411.7　　　　　　　　　　　　　　111018650